RESONANCIA MAGNÉTICA NUCLEAR

Diccionario Ilustrado de Términos Imprescindibles

Eloy Calvo Pérez

Resonancia Magnética Nuclear
Diccionario Ilustrado de Términos Imprescindibles
© Eloy Calvo Pérez
e-mail: eloycalvop@gmail.com
http://tecnicaradiologica-ecp.jimdo.com
Reservados todos los derechos a favor del autor.
© Fotografía de portada: Eloy Calvo Pérez.
ISBN: 9781520790381

A Elena y Miguel por su apoyo permanente.

Índice

¿Por qué un diccionario de Resonancia Magnética Nuclear? 9

A 11

B 29

C 32

D 41

E 47

F 56

G 61

H 67

I 70

J, K 88

L 89

M 96

N 103

O 106

P 107

Q 118

R 120

S 128

T 146

U 159

V 160

W, Z.. 162

BIBLIOGRAFÍA 165

   Agradecimientos 165

   Autores 165

   Revistas y Monografías 167

   Sociedades 168

   Páginas Web 168

¿Por qué un diccionario de Resonancia Magnética?

Hace, ahora, dos años que publiqué "**Resonancia Magnética para Técnicos. Conceptos básicos**". Aun tratándose de una materia muy específica y, por tanto, dirigida a un número muy reducido de lectores fue muy bien acogido por distintos profesionales de los sectores docente y sanitario. Con ese recibimiento me sentí plenamente pagado pues hay que reconocer, aunque cueste, que nada eleva más el "ego" que el reconocimiento de tus compañeros.

Un libro permite explicar conceptos claves con "relativa facilidad" pues se dispone de espacio físico para ello. Puedes hacerlo en unas líneas, pero nada te impide hacerlo en toda una página si lo necesitas. Me planteé hacer eso mismo pero más sucintamente, con más precisión, como si de un diccionario se tratara. Un diccionario especializado en el que, como indica el Diccionario de la Lengua Española, "se recogieran y explicaran de forma ordenada voces de una o más lenguas, de una ciencia o de una materia determinada". En definitiva, como un reto.

Para ello hube de resolver algunas dudas que se me planteaban. La más importante, si un texto de estas características sería de utilidad. Mi experiencia, como profesional y docente de esta modalidad diagnóstica, me dice que hay ocasiones en las que uno necesita aclarar un concepto y hacerlo, además, de forma rápida y precisa. En esos casos, tener a mano "un diccionario" puede solucionar el problema.

Con esta intención ha sido escrito. Espero que pueda ayudar tanto a principiantes como a iniciados. Si es así, el esfuerzo de síntesis habrá merecido la pena.

Guadalajara, Enero-Mayo de 2016

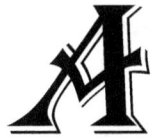

A: Número másico.

Absorción energética: En Resonancia Magnética Nuclear, proceso que realizan los núcleos de hidrógeno cuando, sometidos a un potente campo magnético, se les envía un pulso de radiofrecuencia. En sentido estricto, el momento de la absorción de energía es lo que podríamos definir como fenómeno de Resonancia Magnética. Cuando los núcleos de hidrógeno absorben la energía se dice que han entrado en resonancia.

Acetato: Producto final del metabolismo anaerobio de algunas bacterias. En ERM se ha detectado en determinados abscesos.

Ácido graso: Biomolécula lipídica constituida por una larga cadena hidrocarbonada lineal en cuyo extremo hay siempre un grupo carboxilo (-COOH).

ADC: Coeficiente de Difusión Aparente.

Adquisición de las líneas centrales del Espacio-K: Adquisición reducida del Espacio-K que se realiza cuando nuestro interés radica en resaltar el contraste en la imagen. Las líneas periféricas, no adquiridas, se rellenarían con ceros.

Adquisición de las líneas periféricas del Espacio-K: Adquisición reducida del Espacio-K cuando lo que interesa es resaltar la resolución espacial de la imagen. Las líneas centrales, no adquiridas, se rellenarían con ceros.

Adquisición Eco parcial o Eco fraccionado: Método de adquisición de los ecos en el que la reducción del tiempo de adquisición de la imagen se consigue realizando un muestreo parcial de cada eco obtenido pero sin reducir el número de codificaciones de fase. Aprovechando la simetría del Espacio-K, se calcularía la mitad derecha del Espacio-K a partir de los valores de la mitad izquierda o viceversa.

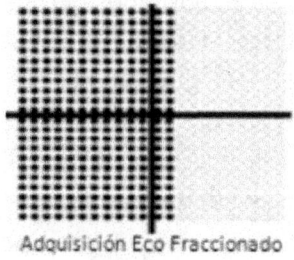

Adquisición Eco Fraccionado

Adquisición Half-Fourier o Nex fraccionado: Las secuencias que llenan las líneas del Espacio-K de arriba a abajo y de izquierda a derecha (llenado secuencial) tienen la posibilidad de rellenar la mitad de ellas mediante codificaciones de fase (parte superior) y el resto de las líneas calcularlas matemáticamente (parte inferior). Normalmente, y para evitar errores, se rellenan algo más del 50% de las líneas del Espacio-K. Este tipo de adquisición recibe el nombre de *Half Fourier* o Nex Fraccionado.

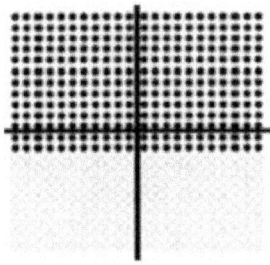

Adquisición Half-Fourier

Adquisición reducida del Espacio-K: Método de adquisición en el que se reduce el número de codificaciones de fase y, por tanto, el número de ecos obtenidos en función de que lo que interese más de la imagen sea el contraste o la resolución espacial. Se rellenarían sólo las líneas centrales o sólo las líneas periféricas.

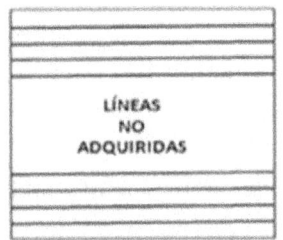

Adquisición reducida en la que sólo se adquieren las líneas periféricas. La imagen obtenida tendrá una buena Resolución Espacial y escaso Contraste.

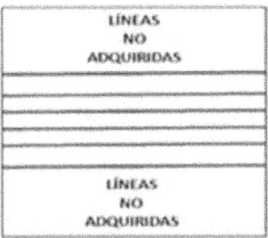

Adquisición reducida en la que sólo se adquieren las líneas centrales. Se obtendrá una imagen con buen Contraste y mala Resolución Espacial.

Agente de contraste activo: En RMN, suele ser un ion metálico con propiedades magnéticas y con un importante nivel de toxicidad. El más utilizado es el Gadolinio.

Agua libre: Como su nombre indica, en IRM, se denomina así a la fracción del agua del organismo cuyas moléculas no tienen limitaciones al movimiento (por ejemplo, el líquido cefalorraquídeo).

Agua ligada: Se denomina así al agua que forma parte de las capas de hidratación perdiendo libertad (por ejemplo, en los tejidos colágenos).

α: Ángulo de inclinación o basculación.

Aliasing: Artefacto de envolvimiento.

Amplificador de radiofrecuencia o amplificador de potencia: Dispositivo responsable de la producción de la energía que excitará los núcleos de hidrógeno. Los utilizados en IRM suelen tener una potencia de 10 KW. La potencia requerida para que los núcleos entren en resonancia dependerá de la intensidad del campo magnético principal, de la eficiencia de transmisión de la antena, de la duración del pulso emitido y del ángulo de excitación seleccionado.

Amplitud de una onda: Distancia vertical entre una cresta y el punto medio de la onda.

Amplitud de ventana (anchura de ventana): Intervalo de tonos de gris seleccionados cuando visualizamos una imagen digital. Al variar la anchura de la ventana modificamos el contraste de la imagen.

Amplitud del pulso excitador: Ancho de banda de emisión.

Análisis de Fourier: Transformación de Fourier.

Ancho de banda de emisión: Rango de frecuencias contenidas en un pulso emisor cuya finalidad es que puedan entrar en resonancia todos los núcleos de hidrógeno que nos interese. En un campo magnético de 1,5 T este ancho de banda es, aproximadamente, del orden de los ± 100 kHz alrededor de la frecuencia principal que, para este campo magnético, es de 63,8625 MHz.

Angio-RM: Angiografía por Resonancia Magnética (ARM). Técnica de Resonancia Magnética que permite estudiar el flujo sanguíneo en el interior de los vasos. Aprovechando las diferencias de señal entre los núcleos estacionarios y los núcleos móviles pueden obtenerse imágenes vasculares sin necesidad de utilizar sustancias de contraste. En muchas ocasiones será necesario utilizar un medio de contraste exógeno, pero poder estudiar el flujo sanguíneo en el interior de los vasos sin utilizar contrastes la convierte en una técnica de gran utilidad.

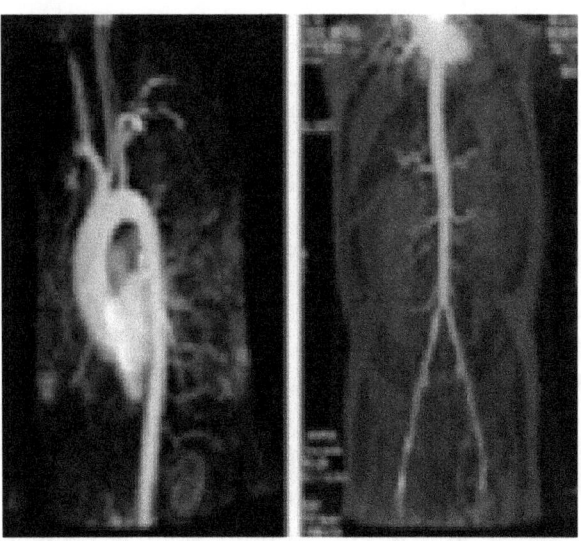

Ángulo de inclinación o de basculación: Recibe este nombre el ángulo que forma el vector de magnetización M con respecto al eje longitudinal Z, como consecuencia de la emisión de un pulso de radiofrecuencia. Suele representarse por la letra α. Su valor dependerá de la intensidad de la emisión de radiofrecuencia y de la duración de la misma. Se representa por la letra griega α.

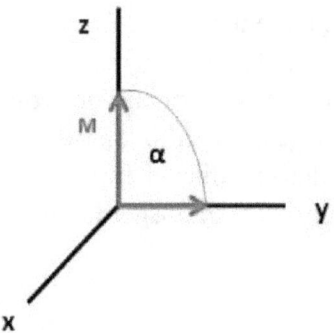

Anillo de gradientes: Conjunto de bobinas de gradiente integradas en el *gantry* del imán.

Anión: Átomo o molécula que ha ganado uno o más electrones y que presenta, por ello, carga negativa.

Anisotropía: Propiedad de la materia según la cual determinadas cualidades (conductividad, temperatura, elasticidad...) varían en función de la dirección en que son medidas.

Antena: Dispositivo que emite y recibe ondas de radiofrecuencia en sincronización con los gradientes magnéticos. Muchos textos utilizan el término bobina (traducción del inglés *coil*) como sinónimo.

Antena de cuerpo: Antena de volumen que se encuentra en el interior del imán. Puede actuar como emisora y receptora aunque lo normal, cuando se trabaja con antenas de superficie, es que actúe como antena emisora.

Antena emisora: En RMN, antena con la que se van a emitir los pulsos de radiofrecuencia. Se va a dirigir hacia el volumen de tejido que queremos excitar y cuando la frecuencia de emisión coincida, exactamente, con la frecuencia de precesión de los núcleos de H del volumen considerado éstos absorberán energía o, dicho de otra manera, entrarán en resonancia.

Antenas de cuadratura: Antenas de volumen, de diseño más complejo que las antenas lineales, que detectan la señal en dos direcciones ortogonales y aprovechan toda la información contenida en la señal que recogen.

Antenas de recepción: En RMN, antenas cuya función exclusiva es recoger las señales eléctricas emitidas durante la relajación de los núcleos de hidrógeno. Incluye las antenas de superficie y las antenas internas.

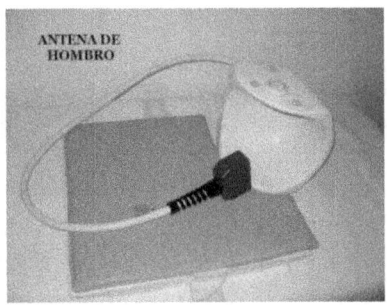

ANTENA DE HOMBRO

Antenas de superficie: Antenas que se colocan sobre la superficie de la zona a explorar. Su intensidad no es homogénea, disminuyendo a medida que aumenta la distancia a la antena, y su poder de penetración es más pequeño resultando proporcional al diámetro de la antena. Se utilizan para el estudio de pequeños volúmenes de tejido.

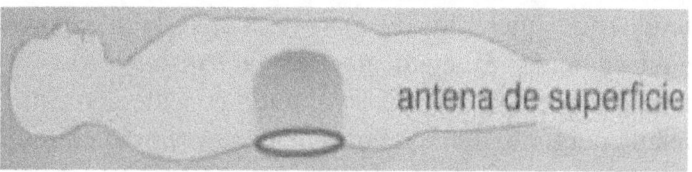

Antenas de transmisión-recepción: Antenas que pueden realizar la doble función de emitir los pulsos de RF, que excitarán a los núcleos de H, y de recoger las señales emitidas por éstos. La antena o bobina de cuerpo, que se encuentra en el interior del imán, y la antena de cabeza pertenecen a este tipo de antenas.

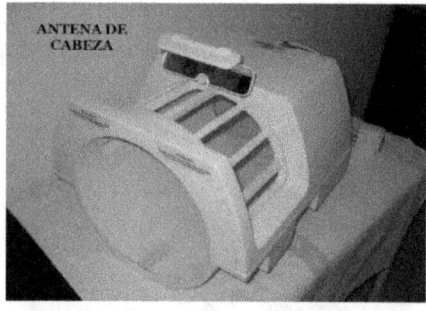

Antenas de volumen: Son antenas rígidas que, como su nombre indica, van a envolver la zona de estudio. Proporcionan una intensidad homogénea en todo el corte y presentan un gran poder de penetración. En función de la forma en que reciben la señal, se pueden clasificar en antenas lineales y antenas de cuadratura.

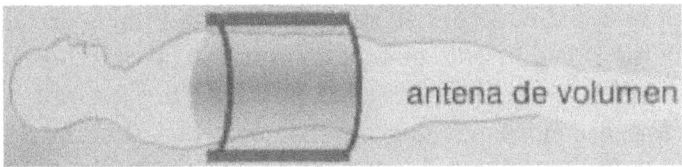

Antenas internas, endocavitarias o endorrectales: Se trata de antenas de superficie, de tamaño reducido, diseñadas específicamente para realizar estudios de próstata, cuello uterino y colon.

Antenas lineales: Son antenas de volumen, de diseño muy simple, que detectan la señal en una sola dirección y no son capaces de extraer toda la información de la señal recibida.

Antenas multicanal o *Phased-Array*: Se trata de varias antenas de superficie colocadas en un mismo soporte, que van a sumar sus señales para reconstruir la imagen. Cada uno de los elementos de la antena puede ser seleccionado en función de las necesidades del estudio. Su gran ventaja es que permiten trabajar con FOV mayores a la vez que lo hacen sin perder la resolución espacial que tendría cada antena trabajando por separado. Hay que seleccionar, exclusivamente, las partes de la antena que sean necesarias para cubrir el campo que se desea estudiar con el fin de evitar artefactos.

Apantallamiento magnético: Procedimiento cuyo objetivo es minimizar los efectos del campo magnético por fuera del cilindro de exploración. Puede ser pasivo o activo. En el pasivo se utiliza una estructura de hierro que rodea al imán y constituye una técnica sencilla y barata. El apantallamiento activo se consigue utilizando 2 bobinas de campo magnético. Una de ellas sería la bobina principal y la otra la bobina secundaria, situada por fuera de la bobina principal. En ambas bobinas la corriente circula en sentido contrario por lo que los campos magnéticos, creados por cada una, se restan. De esta forma, tendríamos que internamente prevalecería el campo magnético creado por la bobina principal y externamente el creado por la bobina secundaria.

ARM: Angio-RM. Angiografía por Resonancia Magnética.

Armario de control: Armario situado en la sala técnica que controla el imán principal y desde él se accede, también, al control del *shim*.

Armario de los gradientes: Armario situado en la sala técnica que contiene los elementos electrónicos para producir los gradientes magnéticos.

Armario de radiofrecuencia: Armario situado en la sala técnica desde el que se controlan todos los elementos que participan en el sistema de radiofrecuencia.

Armario del compresor: Armario situado en la sala técnica que controla el correcto funcionamiento del compresor de Helio.

Artefacto: En IRM, intensidad de la señal o falsa estructura que aparece en la imagen pero que no se corresponde a la distribución espacial de los tejidos del corte. Pueden aparecer en la dirección de la codificación de fase o en la dirección de la codificación de frecuencias, pero son más frecuentes en la primera. Pueden conducir a un diagnóstico erróneo, por lo que es muy importante conocerlos para intentar minimizar su aparición. En muchos casos el artefacto no podrá ser evitado. Cuando esto ocurra, existe una actuación que ayudará a mejorar la calidad de la imagen consistente en reordenar la codificación de fase y desplazar el artefacto a la otra dirección siendo suficiente, a veces, para aclarar el diagnóstico.

Artefacto de envolvimiento, superposición o *Aliasing*: Se produce cuando el tamaño del objeto examinado es mayor que el FOV seleccionado. La causa es un muestreo insuficiente de la señal que hace que la onda sea interpretada como una señal de menor frecuencia. El resultado será la superposición de aquella parte del objeto, que queda fuera del FOV, en el lado opuesto de la imagen.

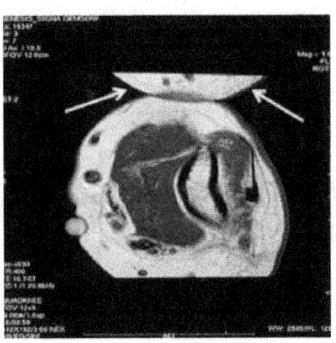

Artefacto de fase y fase opuesta: Ver artefacto "de tinta china".

Artefacto de pana: Es el más conocido de los artefactos de radiofrecuencia. Se produce cuando el artefacto afecta a múltiples frecuencias y recibe este nombre por la semejanza entre las rayas características de este tejido y las que aparecen en la imagen.

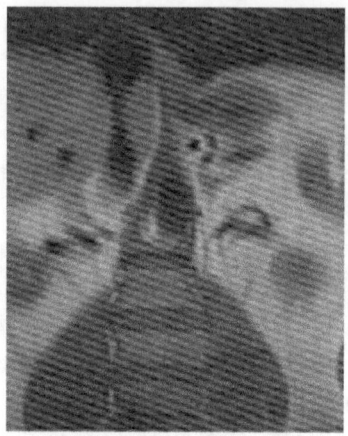

Artefacto "de tinta china": Artefacto que aparece en las secuencias "en fuera de fase". Se trata de una línea negra que resalta el borde de las diferentes estructuras que aparecen en la imagen. Es debido a la orientación contraria de los protones de la grasa respecto a los del agua.

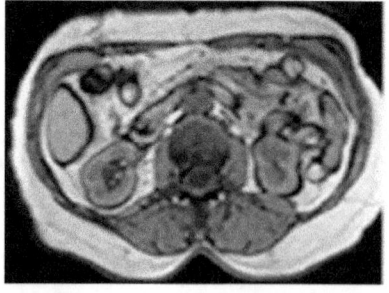

Artefactos de flujo: En secuencias clásicas, artefactos debidos al movimiento de los núcleos de hidrógeno de la sangre. Un ejemplo es el artefacto de entrada de flujo. Se trata de un aumento de intensidad de la señal producido por la entrada en el corte de núcleos de H muy insaturados.

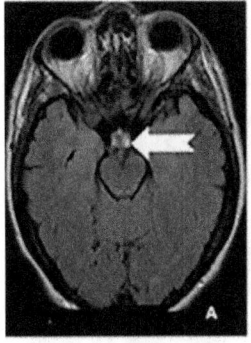 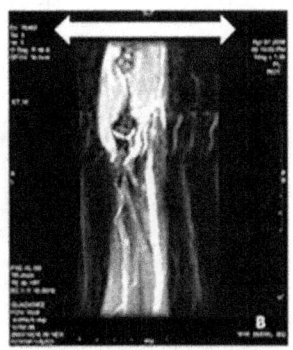

A.- Artefacto de flujo del LCR en secuencia FLAIR

B.- Artefacto de flujo sanguíneo en la dirección de la codificación de fase

Artefacto de truncación o Gibbs: Se muestra como una serie de bandas alternantes, hiper e hipointensas, paralelas a las interfases entre tejidos de intensidades distintas. Se produce cuando se limita el rango de frecuencias espaciales que se codifican para la reconstrucción de la imagen. Se puede solucionar aumentando el tamaño de la matriz (aumentando el número de codificaciones de fase o el número de codificaciones de frecuencia) y de esta forma obteniendo un mayor número de frecuencias espaciales.

Artefacto del ángulo mágico: Artefacto que aparece cuando las fibras de los tendones forman un ángulo de aproximadamente 55° con el campo magnético principal. Es debido a la anisotropía de las fibras de colágeno, constitutivas de los tendones, que condiciona que alguna de sus propiedades físicas, como por ejemplo el T2, varíe en magnitud en función de la dirección en que sea medida. Puede observarse en la muñeca, tobillo y rodilla, pero aparece sobre todo en los manguitos de los rotadores del hombro, en cortes oblicuos coronales y en secuencias con TE corto (potenciadas enT1). Se observa un aumento de señal que no debe confundirse con un proceso patológico.

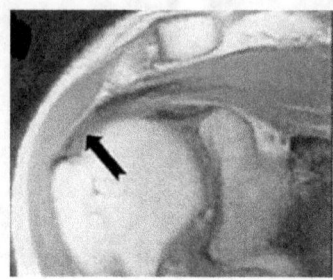

Artefactos de radiofrecuencia: Son debidos a interferencias producidas cuando se utilizan pulsos de radiofrecuencia que se encuentran en la amplitud de banda de las frecuencias utilizadas en otras aplicaciones, como pueden ser aparatos de radio o receptores de televisión.

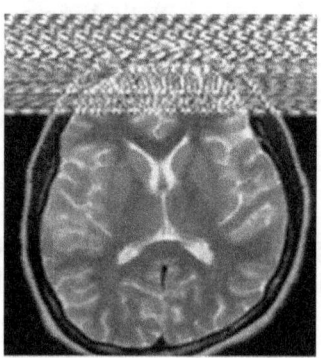

Artefactos por corrientes de *Eddy*: Artefactos de desplazamiento espacial y distorsiones geométricas producidas por corrientes inducidas por campos magnéticos variables (corrientes de Eddy).

Artefacto por cruce de pulsos de RF: Se produce cuando al enviar un pulso de radiofrecuencia se estimulan no sólo los protones del corte de interés sino también protones de los cortes adyacentes. Por ello, cuando se envíe el pulso para estimular a los protones de estos cortes, estarán ya parcialmente saturados por el pulso del corte anterior. El ejemplo más conocido es cuando los cortes del estudio tienen ángulos distintos que se cruzan dentro de la zona de estudio. Es lo que ocurre, en muchas ocasiones, en los estudios de columna lumbar cuando se programan cortes axiales sobre un plano sagital.

Artefacto por desplazamiento químico (*Chemical shift*): Artefacto que aparece en cualquier parte del cuerpo en la que exista una interfase agua-grasa. La causa hay que buscarla en las diferencias entre las frecuencias de precesión de los núcleos de H presentes en ambas moléculas. Observaremos una banda oscura, por falta de señal a un lado de la interfase agua-grasa, y una banda muy brillante, de señal intensa, al otro lado del tejido. La falta de señal apreciada a un lado del tejido es debida a que la señal que corresponde a esa zona ha sido desplazada. La zona que aparece con señal intensa corresponde a la superposición de las señales del agua y de la grasa. El artefacto será más evidente a medida que aumente la intensidad del imán.

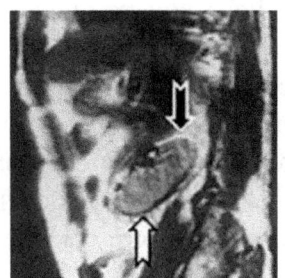

Artefacto por falta de homogeneidad del campo magnético: Artefacto que aparece sobre todo en los bordes de la imagen en secuencias en las que se pretende una saturación espectral de la grasa (FAT-SAT). Realizar un *shiming* del equipo antes de enviar estas secuencias reducirá o eliminará el artefacto.

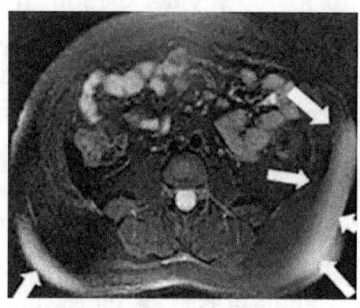

Artefacto por mala utilización de antenas *phased-array*: Se produce cuando, al trabajar con este tipo de antenas, alguna de sus bobinas está conectada a pesar de que el FOV esté fuera de su campo de acción. Cuando esto ocurre, la información de fuera del FOV aparece en la imagen dando lugar a una especie de superposición.

Artefactos por movimiento: Cualquier movimiento que se produzca durante la adquisición de la señal es susceptible de producir artefactos en la imagen, con la pérdida de intensidad y nitidez que ello conlleva. Puesto que los datos se recogen en cada codificación de fase, y a veces su duración es realmente larga, es en esta dirección en la que se observan los artefactos de movimiento. Pero no son únicamente los movimientos incontrolados del paciente, producto del nerviosismo o la incomodidad, los que originan artefactos. Los movimientos respiratorio, cardiaco, peristáltico y ocular, la tos, la deglución de saliva, el flujo sanguíneo y el LCR son causas frecuentes de artefactos en Resonancia Magnética.

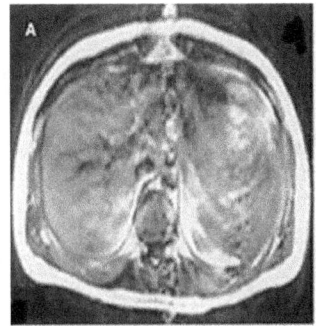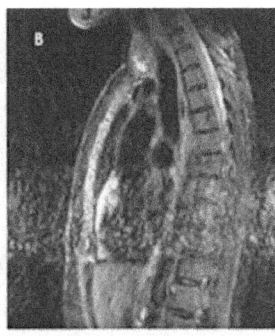

A.- Artefacto de movimiento producido por la respiración del paciente.
B.- Artefacto de movimiento debido al latido cardíaco.

Artefactos por susceptibilidad magnética: Son producidos por sustancias que posean una elevada susceptibilidad magnética, como clips metálicos, prótesis metálicas o productos de degradación de la sangre (también por fallos de gradientes y bombillas fundidas). Estas sustancias van a dar lugar a variaciones locales de campo magnético denominados gradientes por susceptibilidad. En la imagen observaremos una pérdida de señal en el área de influencia de la sustancia responsable.

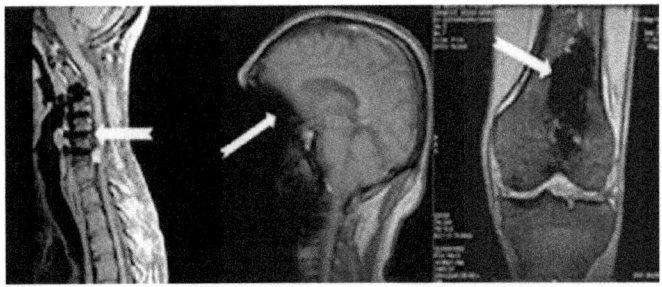

Asincronismo: Incoherencia que muestran los núcleos de hidrógeno de determinados tejidos, en la forma de relajarse, mientras devuelven al medio la energía previamente absorbida.

Atención al paciente: En Resonancia Magnética seria el conjunto de actuaciones encaminadas a informar y tranquilizar al paciente antes de la exploración, durante la misma y después de haber concluido ésta.

Átomo: Partícula más pequeña en que un elemento puede ser dividido sin perder sus propiedades químicas. Los átomos están formados por partículas subatómicas denominadas protones, neutrones y electrones. Las dos primeras se encuentran en el núcleo del átomo mientras que los electrones se encuentran orbitando alrededor del mismo.

Átomo de hidrógeno: Es el átomo más simple que existe pues está formado por un único protón que se encuentra en el núcleo (contiene más del 99,9 % de la masa del átomo), y un sólo electrón que orbita alrededor de dicho núcleo. Se denomina protio. Existen, también, átomos de hidrógeno con núcleos formados por un protón y 1 ó 2 neutrones denominados deuterio y tritio respectivamente (isótopos).

Autoshimm: Corrección de las inhomogeneidades o falta de homogeneidad del campo magnético llevada a cabo por las bobinas de gradiente. Esta función existe en todos los equipos modernos de RMN.

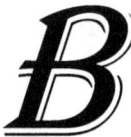

Balance riesgo/beneficio: Valoración que debería realizar el médico peticionario antes de prescribir cualquier exploración diagnóstica en la que el paciente corra el riesgo de sufrir algún efecto adverso.

Bandas de saturación: Pulsos de saturación adicionales cuya finalidad es eliminar la señal de algunas estructuras que podrían originan artefactos por movimiento.

Bandwidth: Amplitud de banda del receptor de frecuencias. Nos indica las frecuencias que van a ser admitidas en el receptor para ser digitalizadas. Todas las frecuencias que queden fuera del intervalo marcado por la amplitud de banda no serán admitidas en el receptor; es decir, serán rechazadas.

BBIOQ: Campo magnético bioquímico.

BGRAD: Campo magnético de los gradientes.

Biofísica: Disciplina que estudia los aspectos físicos de la biología, incluyendo la aplicación de las leyes físicas y las técnicas de la física para estudiar fenómenos biológicos.

Biomoléculas: Moléculas constituyentes de los seres vivos formadas, fundamentalmente, por carbono, hidrógeno, oxígeno, nitrógeno, fósforo y azufre.

Bo: Campo magnético estático o principal.

Bobina: Conductor de una o varias espiras por el que circula corriente eléctrica e induce la creación de un campo magnético. En Resonancia Magnética se utiliza para referirse a los conductores que crean el campo magnético estático o principal y el campo magnético variable o de los gradientes.

Bobina Antihelmholtz: Consiste en dos bobinas circulares enfrentadas por las que circulan corrientes en sentidos opuestos, creándose así un gradiente de campo magnético.

Bobina principal o primaria: Bobina que genera el campo magnético principal (el que prevalece en el interior del cilindro de exploración).

Bobina secundaria: Bobina en la cual la corriente eléctrica circula en sentido contrario a la bobina principal con lo que se consigue un apantallamiento del campo magnético. Su efecto prevalece por fuera del cilindro de exploración.

Bobinas de gradiente: Reciben este nombre las bobinas que se utilizan para crear un gradiente magnético. Dentro del imán, y perfectamente centradas respecto al eje del solenoide y a su isocentro, existirán tres pares de bobinas que crearán gradientes magnéticos en las tres direcciones del espacio y permitirán, según el par de bobinas que se active en cada momento, obtener cortes transversales, sagitales o coronales.

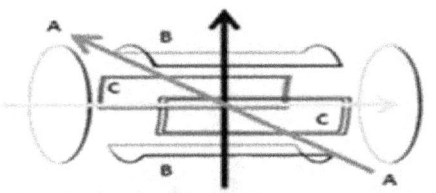

Bobinas de gradiente: Con 3 pares de bobinas se puede lograr un gradiente cráneo-caudal (A), un gradiente antero-posterior (B) y un gradiente de derecha a izquierda (C).

Body loops: Bucles corporales que se producen cuando un paciente cruza los brazos o piernas durante una exploración. Pueden dar lugar a corrientes eléctricas inducidas y es un riesgo relacionado con el campo magnético de los gradientes (campo magnético variable).

Bolo de contraste: Volumen de contraste inyectado.

Bolus test: Método manual para calcular el tiempo que tarda en llegar el bolo de contraste, desde el punto de la inyección, hasta la zona de interés.

BW: *Bandwidth*.

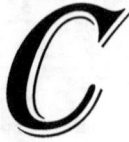

C: Velocidad de transmisión de las ondas electromagnéticas.

CAD: Digitalización. Convertidor analógico-digital. Conversión de señal analógica a señal digital. Se realiza muestreando la señal a intervalos de tiempo definidos de antemano. En IRM, se medirá el voltaje de la señal (microvoltaica) cada cierto tiempo y los valores obtenidos, en cada medición, se representarán como valores digitales (señales binarias).

Caída libre de la inducción: Ver F.I.D.

Campo eléctrico: Cualquier carga eléctrica, incluso si permanece quieta, produce modificaciones en el espacio a su alrededor. El campo eléctrico, asociado a un conjunto de cargas, es aquella región del espacio en la que se dejan notar sus efectos, que no son otros que la aparición de fuerzas de atracción y repulsión entre ellas (fuerzas electrostáticas).

Campo magnético: Se dice que existe un campo magnético cuando en un punto del espacio, además de las fuerzas electrostáticas, se ejerce una fuerza sobre los materiales magnéticos y sobre las partículas cargadas en movimiento. Cualquier carga eléctrica en movimiento siempre origina un campo magnético (por tanto, una corriente eléctrica creará a su alrededor un campo magnético). El campo magnético se representa por B y es una magnitud vectorial por lo que, cuando nos refiramos a él, además de su valor habremos de hacer referencia a su dirección y sentido.

Campo magnético molecular o bioquímico: Campo magnético percibido por cada núcleo dependiendo de la molécula de la que forme parte y del entorno bioquímico en que se encuentre. Cuantitativamente es, aproximadamente, unas mil veces menor que el campo magnético de los gradientes y un millón de veces menor que el campo magnético principal.

Campo magnético principal o estático: Campo magnético creado por el imán. Su intensidad se mide en Teslas.

Campo magnético variable o de los gradientes: Campo magnético creado por las bobinas de gradiente. Este campo magnético se añade al campo magnético principal y su valor es, aproximadamente, unas mil veces menor que el del campo magnético principal.

Cardio-RM: Exploración del corazón por Resonancia Magnética.

Carga eléctrica: Propiedad física intrínseca de algunas partículas subatómicas (protones y electrones) que se manifiesta mediante fuerzas de atracción y repulsión entre ellas.

Catión: Átomo o molécula que ha perdido uno o más electrones y que presenta, por ello, carga positiva. El agente de contraste más utilizado en Resonancia Magnética es un ion metálico (Gd^{+++}) que por haber cedido tres electrones tiene carga positiva y es, por tanto, un catión.

CGS: Sistema Cegesimal de Unidades.

Chemical shift: Artefacto por desplazamiento químico.

Chimenea: Conducto vertical conectado al equipo de Resonancia Magnética para, en caso de avería del compresor del helio o si se produce un *Quench*, evacuar el helio gas hacia arriba y al exterior del edificio en el que se encuentre el equipo.

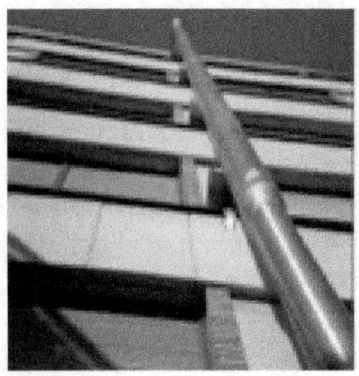 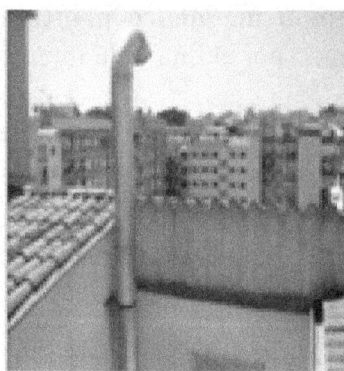

C.I.: Consentimiento Informado.

Ciclo de una onda: Recorrido de una onda desde que inicia una vibración hasta que vuelve a la posición inicial. También se denomina oscilación.

Cilindro de gradientes: Anillo de gradientes.

Circuito eléctrico: Recorrido preestablecido por el que se desplazan las cargas eléctricas.

Cociente giromagnético nuclear: Relación entre el vector momento magnético y el vector de spin. Depende de la relación entre la carga y la masa del núcleo. Si tenemos en cuenta la Ley de Larmor podemos definirlo como la relación entre la frecuencia de precesión o frecuencia de resonancia y el valor del campo magnético percibido por el núcleo.

Codificación de fase: Primera etapa de la codificación espacial de la señal en la que, con ayuda de un gradiente magnético Gy (gradiente de codificación de fase) separaremos los núcleos de hidrógeno de las distintas filas de un plano en función de la fase de su relajación. Antes de abrir el gradiente los núcleos de H están en fase. Tras cerrarlo los núcleos estarán desfasados: los núcleos de las filas que percibían un campo magnético mayor se habrán adelantado con respecto a los núcleos de las filas que percibían un campo magnético menor. Como la fase de los núcleos de H depende de la fila en la que se encuentren, se dice que se ha producido una codificación espacial de la fila por la fase.

Codificación de frecuencia: Segunda etapa de la codificación espacial de la señal en la que, con ayuda de un gradiente magnético bipolar Gx (gradiente de codificación de frecuencia) separaremos la señal proveniente de cada uno de los núcleos del plano en función de su frecuencia de resonancia. Con la codificación de fase hemos separado la señal del conjunto de cada una de las filas. Ahora tenemos que identificar, dentro de cada fila, la señal proveniente de cada uno de los núcleos. El gradiente de codificación de frecuencia es perpendicular al gradiente de codificación de fase. Primero actúa el "módulo" de desfase y a continuación el de refase. Cerrado este último se recoge la señal en la antena. Es decir, al recoger la señal, ésta, ya está codificada.

Codificación espacial de la señal: Marcar la señal que va a ser recogida en la antena receptora para posteriormente, tras una decodificación, conocer la procedencia exacta de la misma. Se realiza en 2 etapas. En primer lugar tiene lugar una codificación de fase y posteriormente una codificación de frecuencia.

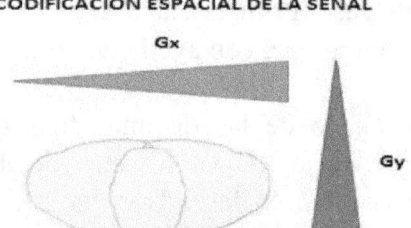

CODIFICACIÓN ESPACIAL DE LA SEÑAL

Coeficiente de difusión: Coeficiente que caracteriza la movilidad de las moléculas y depende del medio en el que éstas se encuentren.

Coeficiente de difusión aparente: ADC. Coeficiente que tiene en cuenta el efecto de la perfusión sobre la difusión de las moléculas (en los tejidos biológicos, el coeficiente de difusión no es el único causante del movimiento de las moléculas ya que la circulación sanguínea, en la red capilar, contribuye a aumentar la difusión).

Colina: Componente de la vitamina B y precursor de la acetilcolina (neurotransmisor). En ERM su resonancia se ha asociado con la mielina. Aumenta en casos de diabetes, por ejemplo, y se ve disminuida en casos de infarto y de encefalopatía hepática crónica, entre otras.

Compresor de helio: Dispositivo que mantiene estable, dentro de unos márgenes, la presión del helio líquido contenido en el criostato.

Consentimiento informado: Consiste en una explicación, al paciente, de los beneficios y riesgos del procedimiento recomendado para seguidamente solicitarle su autorización para ser sometido al mismo. Hay autores que consideran que no es necesario realizar C.I. en RMN, incluso si se administra contraste intravenoso, debido al bajo riesgo de esta técnica. En todo caso es práctica habitual su realización y debe poder ser revocado, si el paciente así lo decide, con anterioridad a ser sometido a la exploración.

Consola de trabajo: Mesa desde la cual se realiza la programación de las exploraciones, se recogen los datos, se trabaja con la imagen y se puede mantener contacto oral con el paciente.

Consola del inyector: Consola desde la que se van a programar los volúmenes de contraste y las velocidades de perfusión en todos aquellos estudios en los que la inyección de contraste requiera la utilización de inyector.

Constante de apantallamiento (σ): Relación entre el campo magnético bioquímico y el campo magnético externo. Es una característica del entorno electrónico del núcleo o estructura molecular de la que el núcleo forma parte.

Contraindicaciones absolutas: Aunque resulta muy difícil establecer una clasificación de pacientes cuyo estudio está contraindicado en RMN podríamos considerar, como tales, a los portadores de marcapasos cardiacos, implantes cocleares, neuroestimuladores cerebrales y clips aneurismáticos cerebrales. Aun así, pacientes portadores de alguno de estos dispositivos pueden ser explorados bajo determinadas condiciones.

Contraste de la imagen: Diferencia de intensidad de señal entre dos tejidos de la imagen.

Contraste negativo: Contraste exógeno cuyo uso provoca una disminución de la señal. Por ejemplo, los contrastes de óxidos de hierro.

Contraste positivo: Contraste exógeno cuyo uso nos proporciona una mayor señal. Por ejemplo, el citrato férrico amónico.

Contrastes orales: Contrastes ingeridos que se utilizan en determinados estudios abdominales.

Corriente eléctrica: Circulación de cargas o electrones a través de un circuito eléctrico cerrado, que se mueven siempre del polo negativo al polo positivo de la fuente de suministro.

Corriente eléctrica alterna: Es la corriente eléctrica que cambia su sentido de circulación un determinado número de veces por segundo (en España, 50 veces). La mayoría de los **motores eléctricos** utilizan corriente alterna.

Corriente eléctrica continua: Es aquella que fluye a lo largo de un circuito eléctrico siempre en el mismo sentido. La mayoría de los **dispositivos electrónicos** que empleamos en nuestro día a día (ordenadores, tabletas, teléfonos móviles, etc.) hacen uso de este tipo de sistema.

Corrientes de Eddy: Corrientes inducidas por campos magnéticos variables. Se las denomina, también, corrientes de *Foucault* y son responsables de determinados artefactos de desplazamiento espacial y de ciertas distorsiones geométricas.

Corte axial o transversal: Cualquier corte o sección que sea perpendicular al eje longitudinal del cuerpo (cráneo-caudal).

Corte coronal: Cualquier corte o sección que sea perpendicular al eje anteroposterior del cuerpo.

Corte sagital: Cualquier corte o sección que sea perpendicular al eje transversal del cuerpo (derecha-izquierda).

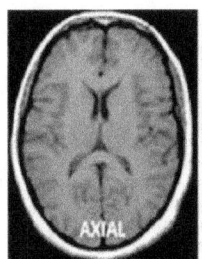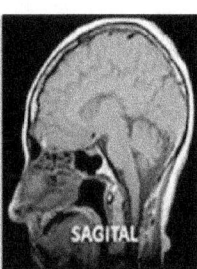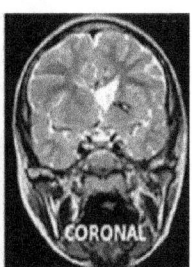

Creatina y Fosfocreatina (Cr y PCr): Ácidos orgánicos nitrogenados muy parecidos a aminoácidos. En ERM aparecen elevadas cuando existe hiperosmolaridad y disminuidas, por ejemplo, en casos de infarto e hipoxia.

Cresta: Punto de máxima elongación o máxima amplitud de onda. Sería el punto de la onda más separado de su posición de reposo.

Criogenia: Disciplina científica que se ocupa del estudio de las temperaturas muy bajas y de las técnicas para producirlas.

Criógenos: Sustancias que se utilizan como refrigerantes en imanes superconductivos. Realizan su función a temperaturas próximas al cero absoluto (-273°C). El más utilizado, en la actualidad, es el Helio líquido.

Criostato: Aparato que sirve para mantener temperaturas muy bajas. En Resonancia Magnética se utiliza este término para referirse al recipiente que contiene el helio líquido utilizado para refrigerar imanes superconductivos.

Curva T1: Curva exponencial creciente que representa la recuperación de la magnetización longitudinal Mz en función del tiempo.

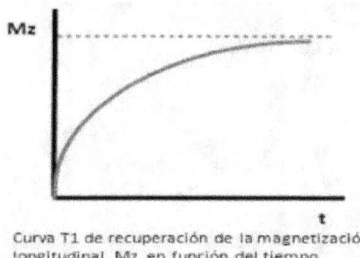

Curva T1 de recuperación de la magnetización longitudinal, Mz, en función del tiempo.

Curva T2: Curva exponencial decreciente que representa la pérdida de la magnetización transversal Mxy en función del tiempo.

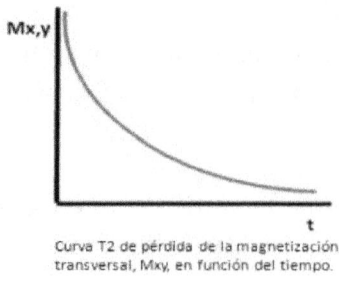

Curva T2 de pérdida de la magnetización transversal, Mxy, en función del tiempo.

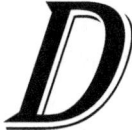

D: Densidad protónica.

Decodificación de las frecuencias espaciales: Proceso que va a permitir conocer la ubicación espacial de cada una de las frecuencias espaciales recogida en la antena receptora tras la codificación de la señal.

Demodulación: Proceso consistente en transformar una señal de alta frecuencia en otra de baja frecuencia. Al digitalizar la señal es mucho mejor eliminar la frecuencia base (MHz) y dejar sólo las frecuencias acompañantes (KHz) que son las que realmente contienen información de utilidad.

Densidad protónica (D): Densidad o cantidad de núcleos de hidrógeno presente en un vóxel. Los tejidos que presentan una mayor densidad de núcleos de hidrógeno son el agua y la grasa.

Depósito calórico: Es el primero, y más importante, de los efectos biológicos producidos por los pulsos de radiofrecuencia puesto que su emisión supone la absorción de energía por parte del tejido biológico.

Desfase de flujo: En las técnicas PC (contraste de fase) y debido a la utilización de gradientes bipolares, desfase que acumulan los protones móviles (sangre) al ir cambiando de posición.

Desoxihemoglobina: Hemoglobina desoxigenada después de haber transportado el oxígeno desde los pulmones a los capilares. Se utiliza como marcador magnético endógeno en estudios de Resonancia Magnética Funcional.

Desplazamiento químico (δ): El término desplazamiento químico hace referencia al cambio en la frecuencia de precesión de los protones, dependiendo del medio molecular en el que se encuentren. La frecuencia de resonancia de los núcleos de H no está condicionada, únicamente, por el campo magnético externo, sino que va a depender, también, del campo magnético local soportado por el núcleo. Por ello, entran en resonancia a frecuencias ligeramente diferentes en función del medio molecular del que formen parte. Estas mínimas diferencias se expresan en Hertzios (ciclos/s) y van a ser proporcionales al campo magnético externo. En un campo magnético de 1,5 Teslas la frecuencia de precesión del H de la grasa es 220 Hz menor que la del H de la molécula de agua. δ no tiene dimensión y es muy pequeño, por lo que para trabajar con un número manejable, se indica multiplicado por 106 y se expresa en partes por millón o ppm.

Detector de oxígeno: Detector situado en el techo de la sala del imán que mide la concentración de oxígeno en la sala y que se dispararía en el caso de que se produjera un escape de helio hacia el interior de la sala del imán (sala de exploración). Se fundamenta en el hecho de que al ser menos pesado que el aire, el helio ascendería a la parte alta de la sala desplazando al oxígeno.

Dewar: Criostato. Recipiente para mantener y transportar el helio líquido.

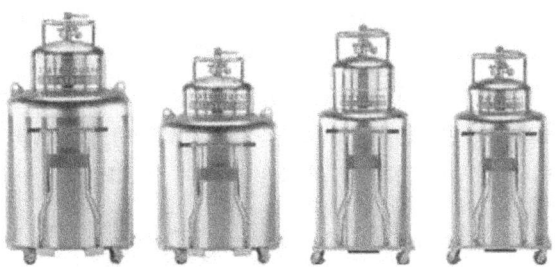

Criostatos de vaso Dewar de distintos tamaños

Difusión anisotrópica: Cuando las posibilidades de movimiento de las moléculas biológicas no son las mismas en todas las direcciones. Es la difusión que encontramos en los medios biológicos. Es una difusión no libre.

Difusión isotrópica: Difusión libre. Sería aquella en la que las posibilidades de movimiento de las moléculas biológicas fuera la misma en todas las direcciones. No se da en los medios biológicos.

Difusión molecular: Fenómeno físico que se produce de manera natural en nuestro organismo y que consiste en un movimiento de traslación al azar que presentan las moléculas biológicas como consecuencia de la agitación térmica.

Digitalización: Ver CAD.

Dim-fase: Dimensión de fase. Durante la codificación de la señal, número de valores distintos que adopta el gradiente de codificación de fase (número de lecturas que se realizan para obtener los ecos que determinarán la imagen). Representa el número de filas que hayamos considerado en el plano. Tiene el mismo valor en el plano que en la imagen final.

Dim-frecuencia: Dimensión de frecuencias. Durante la codificación de la señal, indica el número de columnas que hayamos considerado en el plano. Durante la digitalización de la señal representa el número de veces que se muestrea la misma. Tiene el mismo valor en el plano que en la imagen final.

DIR: Secuencia Doble Inversión Recuperación.

Dirección del campo magnético: En un punto determinado, coincide con la dirección de las líneas de fuerza o líneas de campo magnético.

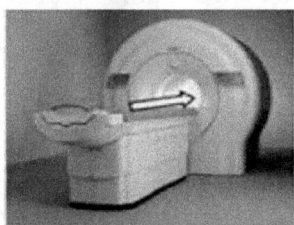 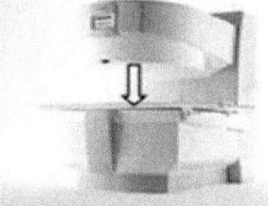

Modelo de RMN cerrada   Modelo de RMN abierta
Las flechas indican la dirección del campo magnético.

Dispositivos de archivo: Diferentes soportes utilizados para el almacenamiento permanente de imágenes (CD, DVD, MOD).

Disprosio: Metal de la familia de los lantánidos situado en el sistema periódico dos lugares a la derecha del gadolinio (Z = 66). Contraste paramagnético que produce un acortamiento de la señal en potenciaciones T2. Es menos utilizado que el gadolinio y, al igual que éste, también se distribuye por el espacio extracelular.

Distribución al azar de los núcleos de hidrógeno: Distribución que adquieren los núcleos de hidrógeno del organismo en ausencia de un campo magnético.

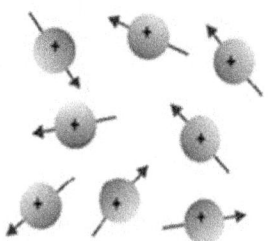

Distribución de Boltzman: Distribución en equilibrio térmico de los núcleos de hidrógeno en presencia de un campo magnético intenso. Esto quiere decir que existirán más núcleos en la posición menos energética *up* que en la más energética *down*. La proporción entre ambos tipos de núcleos dependerá de la intensidad del campo magnético y del valor de la Temperatura absoluta (a modo de ejemplo, la proporción *up*/*down* será mayor cuando trabajemos con un imán de 1.5 T que cuando lo hagamos con uno de 1 T y será también mayor cuanto más nos acerquemos al 0 absoluto).

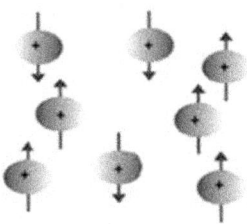

Doble Transformación de Fourier: Transformación de Fourier. Se puede hablar de Doble Transformación de Fourier ya que los procesos matemáticos permiten no sólo pasar del Espacio-K a la imagen sino, también, de ésta al Espacio-K.

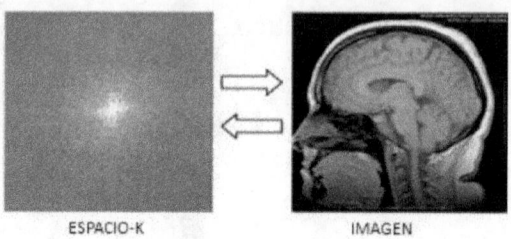

ESPACIO-K   IMAGEN

Dominio de frecuencias: Hace referencia a las frecuencias con las que se rellena el Espacio-K.

Dominio espacial: Hace referencia a que la señal recogida en la antena receptora proviene de unas localizaciones espaciales. Posteriormente, al digitalizarla, se transforma en una señal de frecuencias espaciales (dominio de frecuencias). Después, con ayuda de la transformación de Fourier, se pasa de nuevo del dominio de frecuencias al dominio espacial; es decir, se sitúa cada señal, tras pasarla por una escala de grises, en el píxel correspondiente del plano que formará la imagen.

Dosis habitual de contraste: Cuando se administran contrastes por vía intravenosa, la dosis habitual suelen ser 0,1 mmol/kg que equivalen a 0,2 cc/kg. Esto significa una inyección de 15 cc para un paciente de 75 kg de peso.

Down: Estado antiparalelo de los núcleos de hidrógeno cuando se encuentran sometidos a un potente campo magnético.

DWI (*Diffusion Weighted Image*): Imagen Potenciada en Difusión.

E

Eco: Señal que se recoge en la antena un cierto tiempo después de la emisión del pulso de radiofrecuencia y que se utiliza para crear la imagen ya que al ser la FID una señal muy débil (va perdiendo valor a medida que los núcleos van liberando la energía y se van desfasando) no sirve para generar la imagen.

Eco de gradiente: Eco que se obtiene cuando los núcleos de hidrógeno se refasan, mientras se están relajando, utilizando un gradiente bipolar. Da nombre a la Secuencia Eco de Gradiente (GRE).

Eco de radiofrecuencia o eco de spin: Eco obtenido cuando los núcleos de hidrógeno se refasan, durante su relajación, utilizando un pulso de radiofrecuencia de 180°. Da nombre a la secuencia Eco de Spin (SE).

Efecto misil: Símil que se utiliza para describir lo que ocurre cuando, por descuido o negligencia, un objeto con susceptibilidad magnética positiva se introduce en la sala del imán y es atraído con fuerza por el campo magnético.

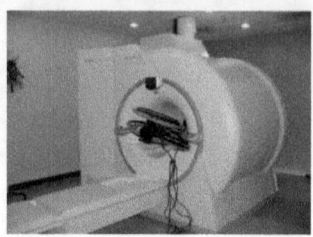

Eje corto: Plano intrínseco cardiaco utilizado en estudios dinámicos del corazón. En las imágenes obtenidas en el eje o plano corto el corazón adquiere una disposición anular. Va a permitir estudiar los dos ventrículos y, normalmente, se utiliza para estudiar la contractilidad de la zona y cuantificar la función cardiaca (masa miocárdica, volúmenes cardiacos, fracción de eyección, engrosamiento sistólico del ventrículo izquierdo…).

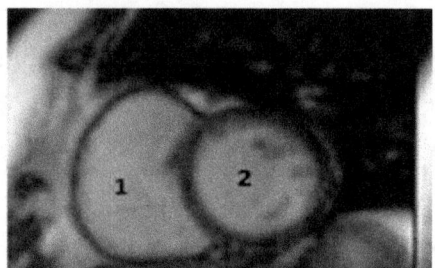

Eje corto donde se distinguen el ventrículo derecho (1) y el ventrículo izquierdo (2).

Eje largo 2 cámaras: Plano intrínseco cardiaco utilizado en estudios dinámicos del corazón. Permite estudiar las cavidades izquierdas del corazón y aporta información acerca de las relaciones anatómicas superoinferiores y anteroposteriores del mismo.

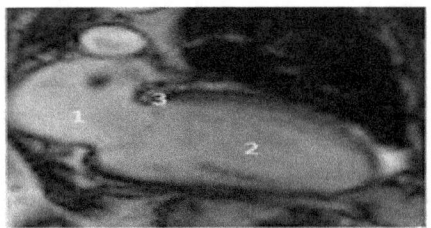

Plano largo 2 cámaras en el que podemos
distinguir la aurícula izquierda (1), el ventrículo
izquierdo (2) y la válvula mitral (3).

Eje largo 4 cámaras: Plano intrínseco cardiaco utilizado en estudios dinámicos del corazón. Permite visualizar correctamente las cuatro cámaras cardiacas y estudiar las caras septal y lateral del ventrículo izquierdo, la pared libre del ventrículo derecho, el ápex cardiaco y las válvulas mitral y tricúspide.

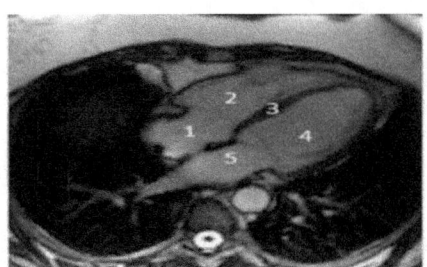

Plano largo 4 cámaras en el que distinguimos la
aurícula derecha (1), el ventrículo derecho (2), el
septo interventricular (3), el ventrículo izquierdo
(4) y la aurícula izquierda (5).

Eje longitudinal: Es el eje Z de un sistema de representación cartesiano. Coincide con la dirección del campo magnético. Desde un punto de vista didáctico resulta de gran utilidad tomar como referencia un sistema cartesiano de representación.

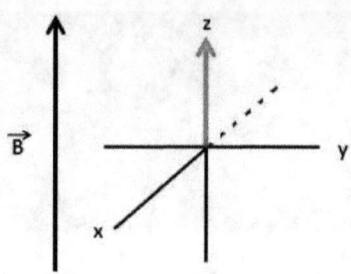

Electroimanes: Son los imanes que crean el campo magnético a través de una corriente eléctrica. Pueden ser resistivos y superconductivos.

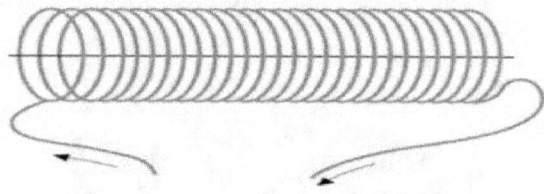

Electrón: Partícula subatómica, de carga eléctrica negativa y masa unas 1836 veces menor que la del protón, que se encuentran orbitando, en diferentes estados de energía, alrededor del núcleo.

Encuesta de compatibilidad magnética: Formulario que debe rellenar el paciente antes de someterse a una exploración por Resonancia Magnética cuya finalidad será confirmar o descartar la existencia de circunstancias que puedan poner en riesgo su salud y/o reducir la calidad de las imágenes obtenidas. Ha de ser firmado por el paciente como prueba de que lo que ha reseñado en el mismo es veraz.

Energía: Medida de la capacidad de un sistema para realizar un trabajo. En el Sistema Internacional la unidad es el Julio.

Entrada y salida de los gradientes: Términos sinónimos de activación y desactivación de los gradientes magnéticos.

Entrar en resonancia: En sentido estricto, momento en el que los núcleos de hidrógeno de un vóxel absorben la energía del pulso de radiofrecuencia.
EPI: *Echo Planar Imaging* (Imagen Eco Planar).

Equilibrio térmico: Distribución de Boltzman. Estado energético en el que existen más núcleos en estado paralelo que en estado antiparalelo. Podemos denominarlo estado de reposo.

Equipo de RMN: Conjunto de elementos imprescindibles para realizar exploraciones de Resonancia Magnética (IRM y ERM). Dichos elementos son el imán, los gradientes magnéticos, el sistema de radiofrecuencia, el software para programar las secuencias, procesar la señal y reconstruir la imagen, el monitor, el inyector de contraste y el software para realizar el posprocesado de la imagen.

ERM: Espectroscopia por Resonancia Magnética.

Escala de grises: En una imagen, rango de grises que pueden ser observados entre el blanco y el negro. Determina la resolución de contraste.

Escopia-RM: Método en el que podemos visualizar la llegada del bolo de contraste a la zona de interés para en ese momento disparar la secuencia de adquisición.

Espacio-K: Conjunto de datos almacenados y ordenados en formato digital, en forma de frecuencias espaciales. Es a esta matriz de datos a la que se le aplicará el proceso matemático, denominado Transformación de Fourier, que dará lugar a la imagen.

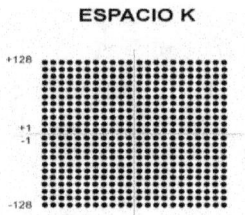

Espectro: Serie de compuestos que se obtiene al dividir una determinada sustancia en los componentes que la constituyen. En Resonancia Magnética, información metabólica de los principales compuestos químicos presentes en un determinado volumen de tejido mostrada en forma de gráfica.

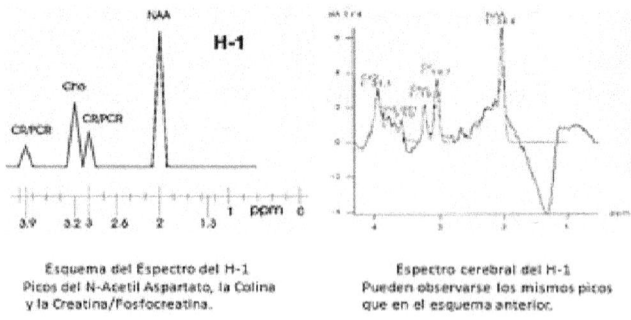

Esquema del Espectro del H-1
Picos del N-Acetil Aspartato, la Colina
y la Creatina/Fosfocreatina.

Espectro cerebral del H-1
Pueden observarse los mismos picos
que en el esquema anterior.

Espectro electromagnético: Distribución energética de todas las radiaciones electromagnéticas. Incluye los rayos gamma (tienen las longitudes de onda más cortas y las frecuencias más altas), los rayos X (poseen longitudes de onda más largas que los rayos gamma, pero menores que la radiación ultravioleta), la radiación ultravioleta (porción del espectro electromagnético que se encuentra entre los rayos X y la luz visible), la **luz visible** o espectro visible (parte del espectro electromagnético que el ojo humano es capaz de detectar y que abarca desde el azul al rojo), la radiación infrarroja (se encuentra entre la luz visible y las microondas) y las **ondas radioeléctricas** (con longitudes de onda largas que varían desde unos pocos centímetros a miles de kilómetros).

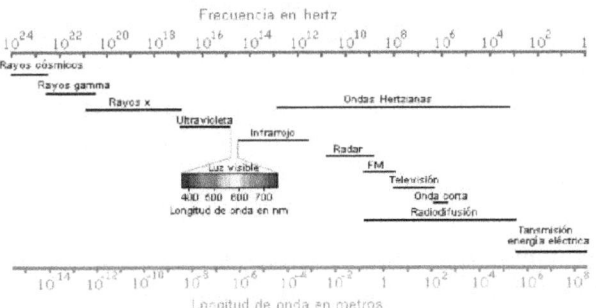

Espectroscopia: Disciplina que estudia la interacción entre la radiación electromagnética y la materia y, consecuentemente, la absorción o emisión de energía que dicha interacción produzca.

Espectroscopia por Resonancia Magnética: Método de análisis estructural de sustancias químicas por Resonancia Magnética. Es la única técnica que permite obtener de manera simultánea información metabólica in vivo e imágenes moleculares en una misma adquisición.

Estaciones de trabajo: Pantallas de visualización de imágenes de alta resolución utilizados para consultar e informar estudios y realizar trabajos de posprocesado.

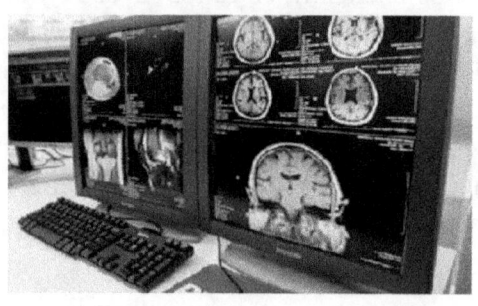

Estado antiparalelo: Estado de mayor energía en el que se encuentran los núcleos de hidrógeno sometidos a un potente campo magnético. Tras la emisión de un pulso de radiofrecuencia núcleos en estado paralelo pasan a este otro estado.

Estado de reposo: Desde el punto de vista energético, recibe este nombre el estado de equilibrio térmico; es decir, aquel en el que existen más núcleos en estado paralelo (menos energético) que en estado antiparalelo (más energético). Los núcleos de hidrógeno adoptan, por tanto, la distribución de Boltzman.

Estado de saturación: Estado en el que existen el mismo número de protones en estado paralelo (*up*) que en estado antiparalelo (*down*). Se produce tras la absorción, por parte de los núcleos de hidrógeno, de un pulso de radiofrecuencia de 90°.

Estado excitado: Estado de un átomo, molécula o grupo de átomos tras haber absorbido energía.

Estado fundamental: Estado de más baja energía de un átomo, molécula o grupo de átomos. Es el estado energético preferido por cualquier estructura y al que se tiende cuando se está en estado excitado.

Estado paralelo: Estado de menor energía en el que se encuentran los núcleos de hidrógeno sometidos a un potente campo magnético. En estado de reposo siempre existirá un mayor número de núcleos de hidrógeno en este estado que en estado antiparalelo.

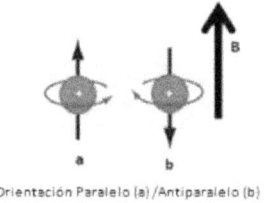

Orientación Paralelo (a)/Antiparalelo (b) en relación a la dirección del campo magnético (B)

Estudio cardiaco anatómico: Estudio del corazón que se realiza con secuencias sangre negra, preferentemente, SE.

Estudio cardiaco funcional: Estudio del corazón que se realiza con secuencias sangre blanca, normalmente, GRE.

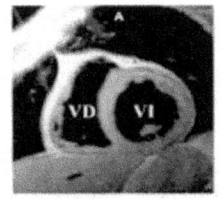 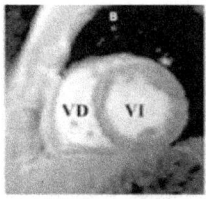

Secuencias sangre negra (A) y sangre blanca (B) del corazón

ETL: Longitud de la cadena de ecos o Tren de ecos.

Excitación: Proceso en el que un núcleo, electrón, átomo, ion o molécula absorbe energía de tal forma que pasa a un estado energético mayor que su estado fundamental, llamado estado excitado. En Resonancia Magnética, absorción de energía, por parte de los núcleos de hidrógeno, como consecuencia de la emisión de un pulso de radiofrecuencia.

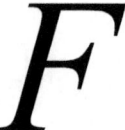

Factor b: Factor de difusión.

Factor de difusión: Factor que regula el contraste de la imagen en secuencias potenciadas en difusión. Cuanto mayor sea su valor mayor será la potenciación en difusión.

Factor turbo: Factor de aceleración en secuencias rápidas. Coincide con el ETL o longitud de la cadena de ecos.

Fall time: Tiempo que tarda un gradiente en volver a caer al valor cero tras haber alcanzado el valor máximo. En castellano se utiliza el término tiempo de caída. Debido a la simetría de los gradientes, este tiempo suele ser idéntico al *rise time* o tiempo de ascenso.

Fantasmas: Artefacto de movimiento producido cuando el movimiento es periódico. Son falsas imágenes que se van a repetir a intervalos regulares a lo largo del FOV, en la dirección de la codificación de fase. Se trata de réplicas de las estructuras anatómicas que se han movido.

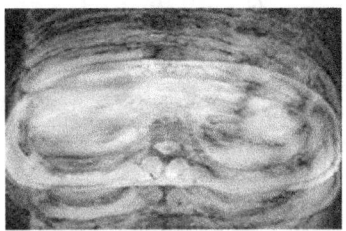

Fantoma: Artilugio, aparato o elemento utilizado para el calibrado de equipos de imagen y que contiene, en su interior, elementos de características similares a los del organismo.

Fat-Sat: Saturación grasa. Hace referencia a las secuencias de estudio en las que, por medio de pulsos de radiofrecuencia adicionales, se consigue anular la señal de la grasa.

Fenilalanina: Es uno de los 8 aminoácidos esenciales para los seres humanos. En ERM, aparece en casos de fenilcetonuria y en algunos abscesos, aumentando su resonancia.

Fenómeno de entrada en corte: En Angio-RM describe el fenómeno por el que los núcleos móviles se van a ir renovando constantemente. La consecuencia es que van a dar lugar a hiperseñal, en oposición a los núcleos estacionarios que se van a saturar y aparecerán con hiposeñal.

Fibrosis Sistémica Nefrogénica: Se trata de una enfermedad debilitante para la cual no existe tratamiento efectivo y que está directamente relacionada con la inyección de gadolinio. Provoca cicatrización o fibrosis de la piel y de los órganos. Los síntomas incluyen manchas oscuras en la piel; partes de la piel que se engrosan, se ponen ásperas y duras; debilidad muscular generalizada; rigidez articular y ardor, escozor o hinchazón de la piel. Los síntomas pueden aparecer a los dos días de la inyección del contraste o hacerlo hasta 18 meses después de la misma. La gran mayoría de los casos de FSN involucran a personas cuya función renal ya estaba comprometida en el momento en que recibieron la inyección de gadolinio.

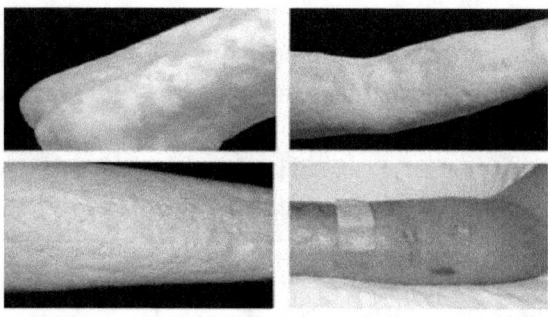

F.I.D. (*Free Induction Decay*): Señal eléctrica inducida durante la relajación nuclear como consecuencia de los cambios magnéticos que tienen lugar durante la liberación de energía por parte de los núcleos de hidrógeno. Si la representamos gráficamente, en función del tiempo, observamos que presenta la forma de una sinusoide amortiguada (el voltaje de la señal decae con el tiempo a medida que los núcleos van entregando la energía que previamente han absorbido). Esta señal eléctrica, convenientemente tratada, es la que aportará toda la información que permitirá obtener la imagen.

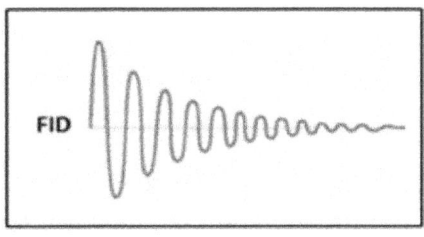

FID: Variación de la señal en función del tiempo.

FLAIR (*Fluid Atenuated Inversion Recovery*): Secuencia IR en la que se anula la señal del LCR (aparecerá negro). Utiliza un TI largo (entre 1600 y 2800 ms para un campo de 1,5 T).

Flip angle: Ver ángulo de inclinación o de basculación.

Flujo constante: Cuando la velocidad de la sangre es constante tanto en el centro como en la periferia del vaso.

Flujo laminar: Cuando la sangre se desplaza en láminas y en paralelo al eje del vaso. La velocidad es máxima en el centro y disminuye en la periferia. Es característico de vasos en los que la velocidad de la sangre es pequeña.

Flujo turbulento: Cuando el flujo presenta remolinos. Es propio de vasos en los que la sangre discurre a distintas velocidades, pero mayores que en el flujo laminar.

F.O.V. (*Field of view*): Campo de visión de la imagen. Espacio que ocupa una imagen, generalmente en centímetros. El campo de visión puede ser diferente en la dirección de frecuencia y en la dirección de fase.

Fp: Frecuencia de precesión.

Frecuencia de la portadora: Frecuencia principal.

Frecuencia de precesión, de resonancia o de Larmor: Frecuencia a la que cada núcleo de hidrógeno realiza el movimiento de precesión. Es directamente proporcional al valor del campo magnético percibido por el núcleo.

Frecuencia de una onda: Número de ciclos que realiza la onda en cada segundo. Se representa por la letra f y es inversamente proporcional a la longitud de onda λ. La unidad en el Sistema Internacional es el hertzio y equivale a un ciclo por segundo.

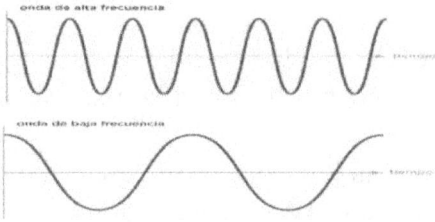

Frecuencia principal: Frecuencia de precesión impuesta por el campo magnético en torno a la cual se agrupa la banda de frecuencias recogida en la antena receptora. En un campo de 1,5 Teslas es de 63,8625 MHz. Se la denomina, también, frecuencia de la portadora.

Frecuencias espaciales: Frecuencias con las que se rellena el Espacio-K.

Frequency: Ajuste de la frecuencia de transmisión y de la amplitud de radiofrecuencia.

FSN: Fibrosis Sistémica Nefrogénica.

Fuerzas electrostáticas: Fuerzas de atracción y repulsión entre sustancias que poseen cargas eléctricas.

Fuerzas nucleares: Fuerzas de corto alcance pero de gran intensidad que, al contrarrestar las fuerzas de repulsión entre protones, dan estabilidad al núcleo.

G

Gadolinio: Metal de la familia de los lantánidos (tierras raras) que ocupa el lugar número 64 en la tabla periódica (Z = 64). Forma parte de numerosas moléculas como agente de contraste en Resonancia Magnética, siendo el más utilizado.

Gantry: Cilindro de exploración.

Gating: Sincronización. Muchas secuencias utilizan sincronización cardiaca y/o respiratoria; es decir, adaptan el TR de la secuencia a la frecuencia del movimiento cardiaco y/o respiratorio.

Gating **cardiaco**: Sincronización cardiaca.

Gating **respiratorio**: Sincronización respiratoria.

Gauss: Unidad de inducción magnética en el sistema cege-simal (CGS). Como norma general se utiliza para campos de intensidad baja (por ejemplo, para los gradientes magnéticos). Recibe este nombre en honor al físico alemán *Johann Carl Friedrich Gauss*.

Gd-DTPA: Gadolinio-ácido penta acético dietileno triamino, más conocido como Gadopentetato de dimeglumina. Es un agente de contraste con gadolinio sin especificidad tisular. Una vez en la sangre se distribuye por el espacio extracelular. Su excreción se realiza vía renal.

Gd-DTPA-Albúmina: Agente de contraste con gadolinio que forma parte de los denominados "pools vasculares" pues, una vez en el torrente sanguíneo, puede recircular por la sangre durante largos periodos de tiempo como "reservorio sanguí-neo" de contraste.

Gd-EOB-DTPA: Gadolinio-ácido penta acético dietileno triamino ethoxy bencilo. Es captado parcialmente por las células hepáticas por lo que, a diferencia del Gd-DTPA, tiene un doble sistema de eliminación (renal y hepatobiliar).

Glutamato: Se trata de un aminoácido no esencial que se sintetiza en los astrocitos. En estudios ERM aumenta su resonancia en las encefalopatías de origen hepático y disminuye en el Alzheimer, por ejemplo.

Gradiente: Variación del valor de una magnitud a lo largo de una dirección.

Gradiente bipolar: Se denomina así al conjunto de un gradiente y su gradiente inverso (de igual valor pero de sentidos contrarios). El primero de los gradientes es un gradiente desfasador, mientras que el segundo es un gradiente de refase. Debido a ello se dice que la acción de un gradiente bipolar sobre la fase de los spines es nula, puesto que primero actúa en un sentido desfasándolos y luego en el otro refasándolos. En RMN se utilizan para refasar los spines en las secuencias Eco de Gradiente y durante la codificación de la señal (codificación de frecuencia) recogida en la antena receptora.

Gradiente bipolar

Gradiente de codificación de fase: Gradiente que se instaura durante la codificación de fase a lo largo de uno de los lados del plano de estudio. Codifica la señal de los núcleos de hidrógeno en función de la fila que ocupen. Actúa durante microsegundos. Se representa como Gy.

Gradiente de codificación de frecuencias: Gradiente que se instaura durante la codificación de frecuencias y es perpendicular al gradiente de codificación de fase. Es un gradiente bipolar y una vez cerrado lo que se ha conseguido es codificar la señal de todos los núcleos del plano. Actúa durante microsegundos. Se representa como Gx.

Gradiente de desfase: Módulo desfasador de un gradiente bipolar. Como su nombre indica, mientras está activado los núcleos de hidrógeno se desfasan.

Gradiente de refase: Módulo refasador de un gradiente bipolar. Actúa a continuación del gradiente de desfase y su función es conseguir que los núcleos de hidrógeno vuelvan a precesar en fase. Recibe también el nombre de gradiente de lectura porque la señal se recoge en la antena nada más cerrar-se.

Gradiente de selección del plano: Gradiente magnético que se activa, exclusivamente, durante la excitación y a la vez que se emite el pulso de RF. Una vez excitado el plano se desconecta de forma automática. Tras ello se recoge la señal de relajación en la antena receptora; señal que tendrá que ser codificada estableciendo nuevos gradientes a lo largo de los lados del plano elegido. Se representa como Gz.

Gradiente magnético: Variación del campo magnético (B) medida a lo largo de una dirección.

Gradiente magnético antero-posterior: Variación del campo magnético a lo largo del eje antero-posterior del cuerpo.

Gradiente magnético cráneo-caudal: Variación del campo magnético a lo largo del eje vertical o longitudinal del cuerpo.

Gradiente magnético de derecha a izquierda: Variación del campo magnético a lo largo del eje transversal u horizontal del cuerpo.

Gradientes desfasadores: Ver *Spoiler Gradients*.

Gradientes magnéticos: Son electroimanes resistivos que se superponen al imán principal (están incluidos en el túnel del imán) creando un campo magnético variable que se suma o resta al campo magnético principal. Se utilizan un par de bobinas circulares enfrentadas recorridas por corriente continua en sentido contrario. Una de ellas será recorrida por la corriente en el mismo sentido que la del bobinado principal (la que produce el campo magnético externo o principal) y creará un campo magnético que se sumará vectorialmente al campo magnético principal. La otra bobina, que estará situada en el extremo opuesto, será recorrida por la corriente en sentido contrario, por lo que el campo magnético que cree se restará vectorialmente al campo magnético principal. El resultado de aplicar estas dos bobinas será la creación, a lo largo del eje del CM principal, de una variación uniforme del campo magnético. Es decir, un gradiente magnético lineal decreciente. En RMN se utilizan durante la selección del plano tomográfico, para codificar la señal recogida en la antena receptora y para refasar los spines en las secuencias Eco de Gradiente.

Gradientes por susceptibilidad: Pequeñas variaciones de campo magnético que se producen en las interfases entre tejidos que presenten valores distintos de susceptibilidad magnética. Van a ser los responsables, por un lado, de los artefactos por susceptibilidad y, por otro, de pérdidas locales de señal en las imágenes que obtengamos.

Gradientes refasadores: Ver *Rewind Gradients*.

Grasas: Bajo esta denominación se agrupan un conjunto de lípidos presentes en muchos organismos en los que uno, dos o tres ácidos grasos se unen a una molécula de glicerina dando lugar, respectivamente, a monoglicéridos, diglicéridos o triglicéridos. La señal que proporcionan en IRM es muy importante en la interpretación de las imágenes de Resonancia Magnética.

GRE: Secuencia Eco de Gradiente.

Grosor de corte: Espesor de corte de las imágenes de estudio. En IRM el espesor del plano de corte va a venir definido por dos variables: la amplitud o ancho de banda del pulso excitador y el valor del gradiente. Para seleccionar un determinado grosor podemos mantener el valor del gradiente y cambiar la amplitud del pulso excitador (como en la figura) o mantener constante la amplitud del pulso excitador y variar el valor del gradiente (cambiar el valor de la intensidad de la corriente que circula por las bobinas).

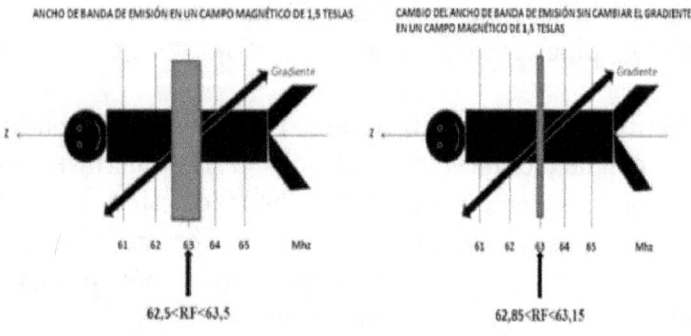

Gx: Gradiente de codificación de frecuencias.

Gy: Gradiente de codificación de fase.

Gz: Gradiente de selección del plano.

H

Helio gas: En Resonancia Magnética, estado al que pasa el helio líquido como consecuencia de un calentamiento del conductor y, consecuentemente, de una pérdida de la super-conductividad (Quench). También por avería del compresor del helio. El helio gas tiene que ser evacuado al exterior para evitar accidentes.

Helio líquido: Criógeno utilizado para refrigerar imanes superconductivos.

Hertzio: Unidad de frecuencia, del Sistema Internacional de Unidades, equivalente a un ciclo por segundo. Recibe este nombre en honor al físico alemán *Heinrich Rudolf Hertz*, quien descubrió la propagación de las ondas electromagnéti-cas.

Heterogeneidades del campo magnético: Distorsiones del campo magnético que rompen la homogeneidad del mismo.

Hilo conductor: Material por el que discurre una corriente eléctrica y que ofrece poca resistencia al movimiento de las cargas eléctricas. Suele ser un metal (cobre, oro, aluminio...) aunque existen otros materiales no metálicos que también poseen la propiedad de conducir la electricidad, como el grafi-to o las disoluciones y soluciones salinas.

Hiperintenso: Tejido que en la imagen tomográfica se muestra con gran intensidad de señal (blanco o próximo al blanco). En una imagen potenciada en D se mostrarán hiperintensos los tejidos que presenten una alta densidad de núcleos de hidrógeno (agua y lípidos). En una imagen potenciada en T1 aparecerán hiperintensos aquellos tejidos que liberen la energía rápidamente; es decir, los que presente un T1 corto (lípidos). Si la imagen está potenciada en T2 se mostrarán hiperintensos los tejidos con gran sincronismo durante la liberación de energía (agua).

Hiperseñal: Alta intensidad de señal en la imagen.

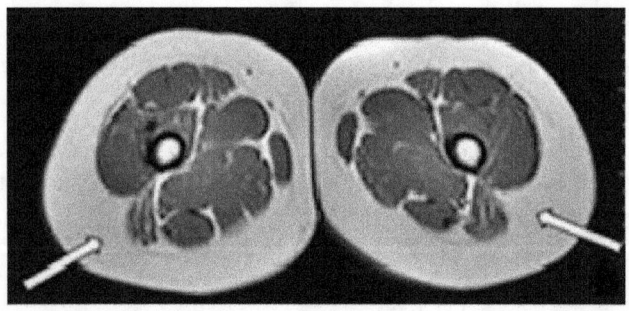

Hipointenso: Tejido que en la imagen tomográfica se muestra con baja intensidad de señal (gris oscuro, casi negro, negro). En una imagen potenciada en D aparecerán con baja intensidad los tejidos que presenten una baja densidad de núcleos de hidrógeno (aire, hueso, por ejemplo). Si la imagen está potenciada en T1 se mostrarán hipointensos aquellos tejidos que liberen la energía de forma muy lenta (agua). En una imagen potenciada en T2 aparecerán con baja señal los tejidos con gran asincronismo durante la relajación de los núcleos de hidrógeno (aire, hueso, ligamentos, por ejemplo).

Hiposeñal: Baja intensidad de señal en la imagen.

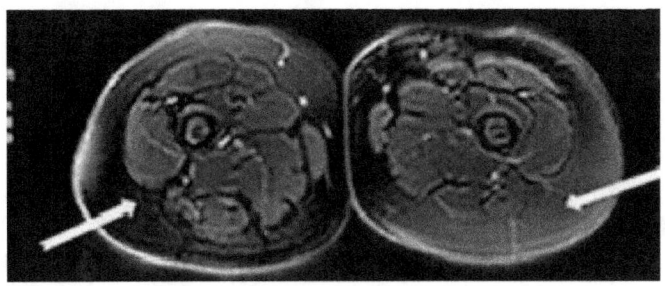

HIS: Sistema de Información del Hospital.

Homogeneización del campo magnético: Corrección de las inhomogeneidades o heterogeneidades del campo magnético. Puede ser pasiva o activa. La primera se realiza durante el proceso de fabricación y consiste en introducir unas pequeñas piezas metálicas en el interior del imán para rectificar las líneas de fuerza y, de esta forma, mejorar la homogeneidad. En la homogeneización activa una serie de bobinas adicionales crean pequeños campos magnéticos que se suman o restan al campo magnético principal, favoreciendo la homogeneidad del mismo.

Hz: Hertzio.

I

Imagen ADC: Imagen isotrópica que se obtiene, en secuencias potenciadas en difusión, a partir de tres imágenes anisotrópicas tras aplicar tres gradientes en las tres direcciones del espacio.

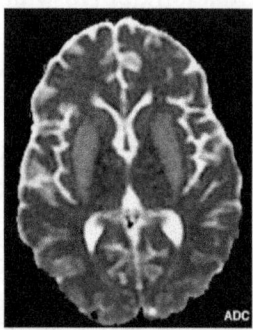

Imagen analógica o convencional: En Diagnóstico por Imagen, representación bidimensional de cualquier estructura anatómica del cuerpo humano sobre una película radiográfica. Se las denomina placas radiográficas o radiografías.

Imagen anatómica: Imagen que representa la forma, arquitectura e interrelación de los distintos tejidos y órganos del cuerpo humano.

Imagen ARM: Imagen obtenida a partir de las diferencias de señal existentes entre los núcleos de hidrógeno de la pared de los vasos (núcleos estacionarios o fijos) y los núcleos de hidrógeno del interior de los vasos (núcleos móviles). Puede obtenerse con o sin administración intravenosa de un medio de contraste.

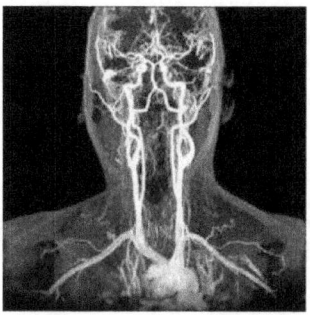

Imagen axial: Imagen que representa la anatomía en un plano perpendicular al eje longitudinal (cráneo-caudal) del cuerpo.

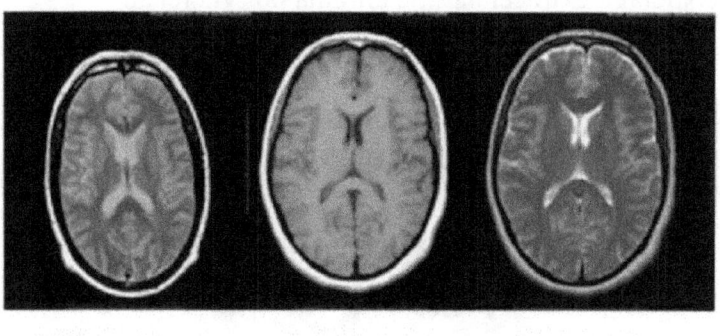

Axial DP Encéfalo   Axial T1 Encéfalo   Axial T2 Encéfalo

Imagen BOLD: Imagen de Resonancia Magnética obtenida mediante un tipo de secuencia particular que utiliza como medio de contraste el nivel de oxígeno sanguíneo (Blood oxygen level dependent, BOLD) del cuerpo humano. Se utiliza en técnicas de RM funcional.

Imagen cine-RM: Imagen obtenida mediante una secuencia de Resonancia Magnética en la que se adquieren múltiples imágenes de forma rápida durante un determinado movimiento fisiológico del cuerpo humano. Si, posteriormente, estas imágenes se visualizan secuencialmente a una velocidad superior a la máxima capacidad discriminativa del ojo humano para distinguir imágenes fijas (unas 20 imágenes por segundo), se podrá observar dicho movimiento a modo de una película.

Imagen con contraste: Imagen de Resonancia Magnética obtenida tras la administración al paciente, por vía intravenosa, de un medio de contraste. Los contrastes habitualmente utilizados son quelatos de gadolinio. El gadolinio es una sustancia altamente paramagnética debido a que posee siete electrones no apareados. Tras su administración, se distribuye rápidamente por el espacio intravascular y difunde al espacio intersticial o extracelular. Se elimina por vía renal.

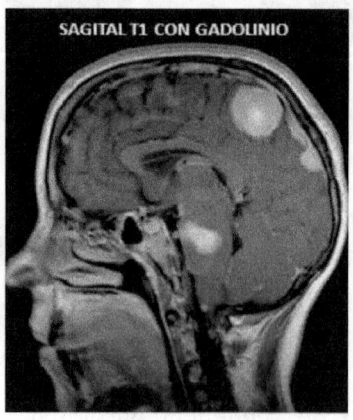

SAGITAL T1 CON GADOLINIO

Imagen con realce: A veces se denomina de esta manera a la Imagen de Resonancia Magnética obtenida tras la inyección de un medio de contraste.

Imagen con ruido: Imagen de Resonancia Magnética alterada por diversas perturbaciones eléctricas que interfieren en la obtención de la señal proveniente de los tejidos. Siempre existe determinado nivel de ruido, o un ruido de fondo en la imagen. Este ruido resulta a veces imperceptible si la señal es intensa, pero cuando ésta es débil, puede ser difícil diferenciarla del ruido de fondo.

Imagen con supresión de la grasa: Imagen de Resonancia Magnética obtenida mediante una secuencia en la que se suprime la señal generada por la grasa de los tejidos.

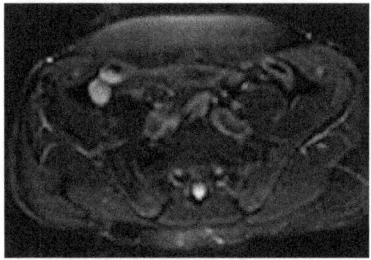

Imagen con supresión de la grasa con contraste: Imagen obtenida mediante una secuencia de Resonancia Magnética en la que se suprime la señal generada por la grasa de los tejidos y tras administrar al paciente, por vía intravenosa, un medio de contraste.

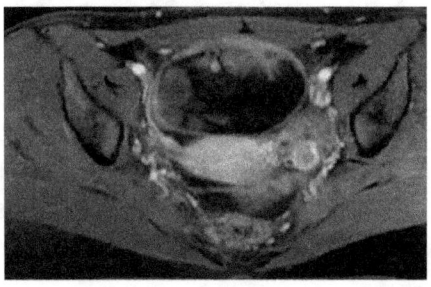

Imagen coronal: Imagen que representa la anatomía en un plano perpendicular al eje anteroposterior del cuerpo.

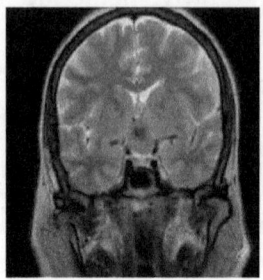

Imagen de espectroscopia por RM: Imagen obtenida mediante una secuencia especial de Resonancia Magnética en la que puede detectarse la concentración de distintos compuestos bioquímicos del metabolismo que, por tener una concentración miles de veces menor que la del agua, pasan desapercibidos en las secuencias convencionales. Se utiliza fundamentalmente en el estudio de lesiones cerebrales y, en menor medida, del músculo y la próstata.

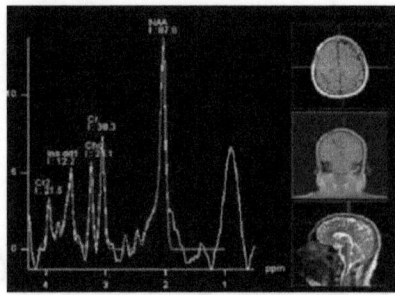

Imagen de perfusión: Imagen de Resonancia Magnética obtenida mediante la técnica ecoplanar, que es capaz de detectar y cuantificar la microvascularización de los tejidos. Hay técnicas que requieren la administración de un medio de contraste de forma simultánea a su obtención y técnicas no invasivas cuyo fundamento estriba en estudiar los cambios magnéticos que ocurren en la hemoglobina.

Imagen digital: En Diagnóstico por Imagen, representación bidimensional de cualquier estructura anatómica del cuerpo humano constituida por una matriz de elementos cuadrados o rectangulares denominados píxeles.

Imagen dinámica: Imagen de Resonancia Magnética que permite detectar cambios fisiológicos en el tiempo mediante la observación de movimientos voluntarios o involuntarios de las estructuras o por administración de un medio de contraste.

Imagen ecoplanar: Imagen de Resonancia Magnética obtenida mediante la utilización de pulsos de gradientes ultrarrápidos. Permite obtener imágenes en tiempo real en órganos con movimiento y en estudios funcionales. Las secuencias con las que se obtienen reciben el nombre de Secuencias EPI (*Single Shot* o *Multi Shot*).

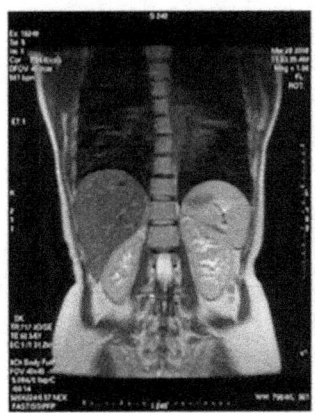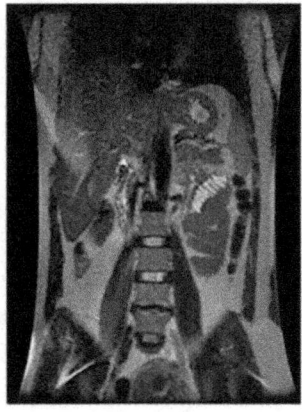

Imágenes coronales Single Shot Fast Spin Eco potenciadas en T2

Imagen en fase: Imagen de Resonancia Magnética obtenida cuando los protones se encuentran precesando en fase.

Imagen en fase opuesta o fuera de fase: Imagen de Resonancia Magnética obtenida cuando los protones precesan desfasados (180º). Los vóxels que contienen una proporción similar de grasa y agua muestran una reducción significativa de su intensidad respecto a las imágenes en fase.

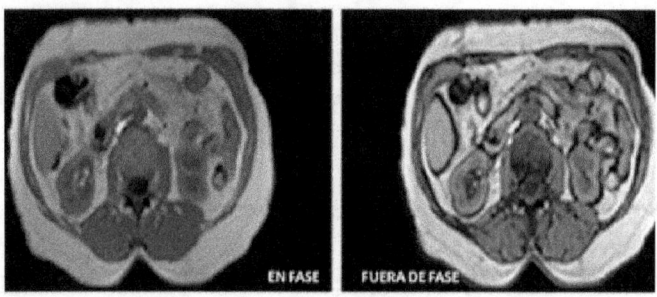

Imagen en fase precoz: Imagen de Resonancia Magnética obtenida muy poco tiempo después de la administración, al paciente, de un medio de contraste.

Imagen en fase tardía: Imagen de Resonancia Magnética obtenida una vez transcurrido un tiempo determinado desde la administración, al paciente, de un medio de contrate.

Imagen FLAIR: Imagen de Resonancia Magnética obtenida mediante una Secuencia Inversión-Recuperación en la que, utilizando un TI largo se producen imágenes con una alta potenciación en T2 y se atenúa la señal de los líquidos. Es una técnica muy sensible para el estudio de la patología cerebral mediante RM.

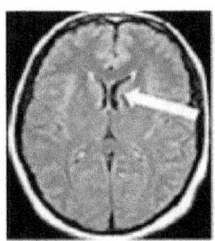

Imagen GRE: Imagen de Resonancia Magnética obtenida mediante una Secuencia Eco de Gradiente (GRE) en la que se utilizan ángulos de inclinación menores de 90 grados. Con esta secuencia pueden obtenerse imágenes potenciadas en T1 o en T2*, en función de los parámetros de imagen (TR, TE y Ángulo de inclinación) seleccionados.

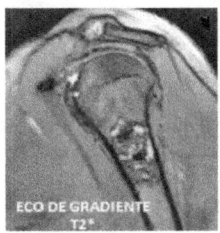

Imagen poscontraste: Imagen de Resonancia Magnética obtenida después de la administración de cualquier medio de contraste al paciente.

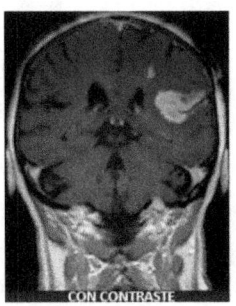

Imagen potenciada en D: Imagen en la que el efecto de la densidad o cantidad de núcleos de hidrógeno D predomina sobre los otros parámetros de la relajación (T1 y T2). La intensidad de la imagen es directamente proporcional a la densidad de núcleos de H. En secuencias Spin-Eco se obtiene utilizando un TR largo y un TE corto.

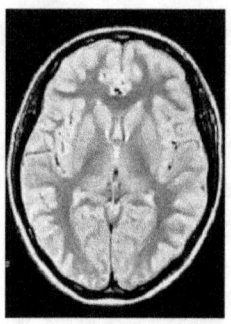

Imagen potenciada en Difusión (DWI): Imagen obtenida mediante una secuencia especial de Resonancia Magnética (Secuencia potenciada en Difusión) que utiliza la tecnología ecoplanar y que es capaz de detectar y cuantificar el movimiento fisiológico de las moléculas de agua en los tejidos. Se utiliza para el estudio funcional de determinados tipos de lesiones cerebrales mediante RM.

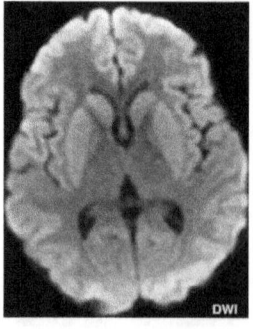

Imagen potenciada en T1: Imagen en la que el efecto del T1 predomina sobre los otros parámetros de la relajación (D y T2). La intensidad de la señal es inversamente proporcional al valor de T1. En secuencias Spin-Eco se obtiene mediante la utilización de un Tiempo de Repetición y un Tiempo de Eco cortos.

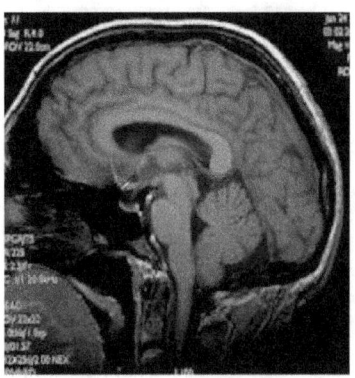

Imagen potenciada en T1 con gadolinio: Imagen de Resonancia Magnética que se obtiene mediante la utilización de un TR y un TE cortos y tras la administración al paciente de un medio de contraste por vía intravenosa.

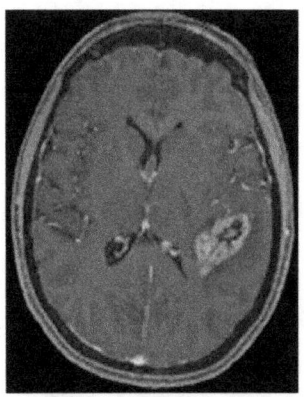

Imagen potenciada en T2: Imagen en la que el efecto del T2 predomina sobre los otros parámetros de la relajación (D y T1). La intensidad de la señal es directamente proporcional al valor de T2. En secuencias Spin-Eco se obtiene mediante la utilización de un Tiempo de repetición y un Tiempo de eco largos.

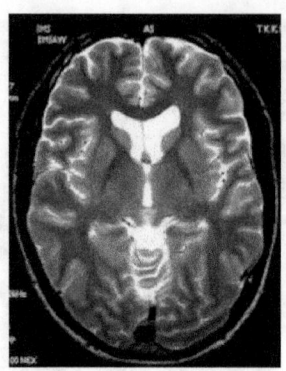

Imagen potenciada en T2*: Imagen potenciada en T2 obtenida en secuencias GRE (en las secuencias Eco de Gradiente no se corrigen las heterogeneidades del campo magnético externo ni las variaciones magnéticas que, a nivel local, actúan de manera fija sobre los núcleos por lo que la potenciación no es en T2 sino en T2*).

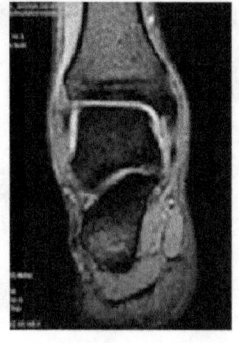

Imagen precontraste: Imagen de Resonancia Magnética obtenida antes de la administración de cualquier medio de contraste.

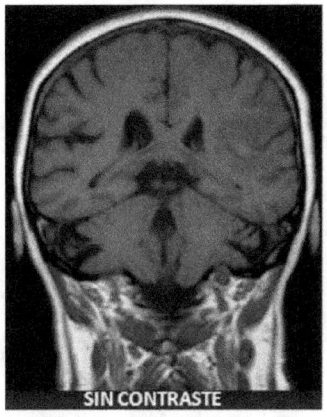

Imagen sagital: Imagen que representa la anatomía en un plano perpendicular al eje transversal (de izquierda a derecha) del cuerpo.

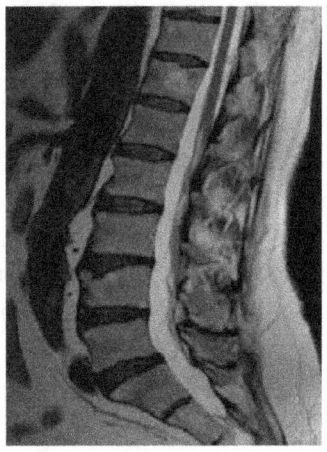

Imagen STIR: Imagen de Resonancia Magnética obtenida mediante una Secuencia Inversión-Recuperación en la que, utilizando un TI corto, se suprime la señal de los tejidos con T1 corto (fundamentalmente, la señal del tejido graso).

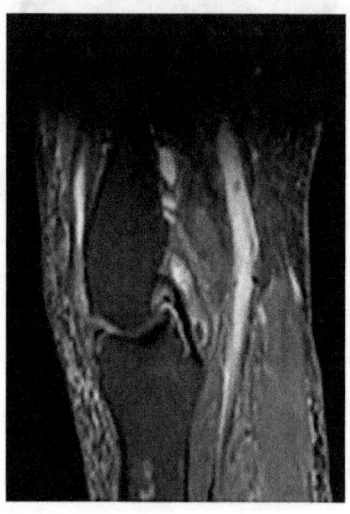

Imagen volumétrica: Imagen tridimensional de un objeto.

Imán: En Resonancia Magnética recibe este nombre el "dispositivo" que crea el campo magnético externo o principal.

Imanes abiertos y cerrados: Clasificación de los equipos de RMN atendiendo al diseño de los mismos. Como norma general, los imanes cerrados consiguen campos magnéticos mayores aunque, en la actualidad, existen ya imanes abiertos de alto campo. Los imanes abiertos permiten la exploración de pacientes (ansiosos, claustrofóbicos...) cuya exploración resulta difícil, cuando no imposible, con un equipo de diseño cerrado.

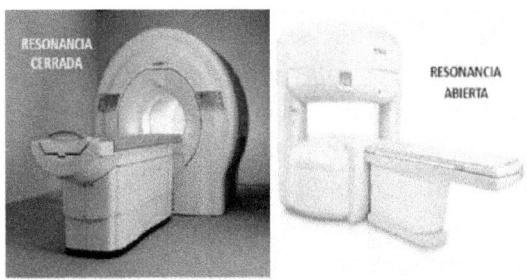

Imanes de alto, bajo y medio campo: Clasificación de los equipos de RMN en función de la intensidad (inducción magnética) del campo magnético. Bajo campo (menores de 0,5 Teslas), medio campo (entre 0,5 y 1 Tesla) y alto campo (de 1 a 3 Teslas).

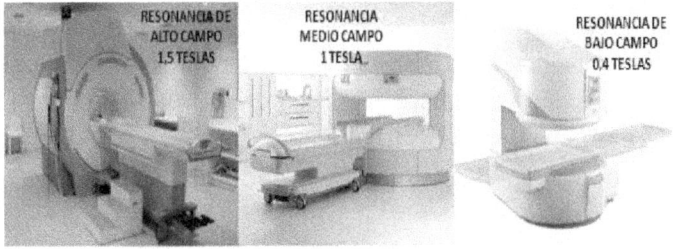

Imanes híbridos: Se trata de electroimanes con núcleo de hierro en los que la inducción magnética del imán resistivo se concentra en el espacio entre las piezas polares de hierro. Estos sistemas alcanzan intensidades de campo de hasta 0,4 T.

Imanes permanentes: Imanes naturales o de magnetita. Presentan imantación permanente, no consumen corriente eléctrica y no requieren refrigeración.

Imanes resistivos: Son electroimanes. Están construidos con bobinas por los que circula corriente eléctrica continua de alta intensidad, tienen un alto consumo eléctrico y se refrigeran por agua. Se ponen en marcha al comenzar la jornada de trabajo y se apagan cuando finaliza la misma.

Imanes superconductivos: Son electroimanes. Se basan en la propiedad que poseen determinadas aleaciones metálicas, como por ejemplo el Niobio-Titanio, de perder su resistencia al paso de la corriente eléctrica cuando son enfriadas a temperaturas próximas al cero absoluto ($0°K = -273° C$). El refrigerante que utilizan es Helio líquido. Consiguen campos magnéticos más elevados y mucho más uniformes que los imanes resistivos.

Impresora láser: Impresora que usa una técnica xerográfica en la que una placa fotosensible es barrida por un láser de baja potencia. Se trata de un dispositivo utilizado en muchas Unidades de Resonancia Magnética cuando se requiere registrar las imágenes en soporte de acetato. Desde la universalización de los PACS, su utilización ha ido disminuyendo poco a poco.

Índice de relajación longitudinal: Inversa del T1 o tiempo de relajación longitudinal (1/T1).

Índice de relajación transversal: Inversa del T2 o tiempo de relajación transversal (1/T2).

Índice de Transferencia de Magnetización (MTR): Nos indica la cantidad de energía que ha sido transferida desde los protones del agua ligada hasta los protones del agua libre tras un pulso MT. Se puede calcular a partir de la comparación de las imágenes obtenidas antes y después del pulso MT.

Inducción electromagnética: Fenómeno que origina la producción de una corriente eléctrica en un conductor cuando está expuesto a un campo magnético variable. El fenómeno fue descubierto por *Michael Faraday* quien lo expresó indicando que el valor de la tensión inducida es proporcional a la variación del flujo magnético (Ley de *Faraday*).

Inducción magnética: Fuerza que, en el interior de un campo magnético, se ejerce sobre los materiales magnéticos y sobre las partículas cargadas en movimiento.

Información metabólica: En Resonancia Magnética, información obtenida a partir de secuencias de espectroscopia.

Inhomogeneidades del campo magnético: Heterogeneidades del campo magnético.

Instalación de Resonancia Magnética: Conjunto de elementos necesarios para realizar exploraciones de IRM/ERM ubicados en la sala del imán, sala de control y sala técnica.

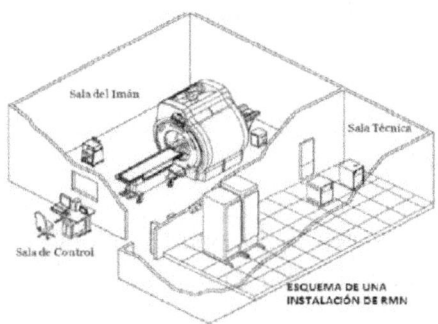

Intensidad de un gradiente: Valor máximo que puede alcanzar un gradiente. Se expresa midiendo la variación del campo magnético por unidad de longitud en la dirección del gradiente. Las unidades serían mT/m (militeslas/metro) ó G/cm (Gauss/cm). Pueden alcanzar valores hasta de 100 mT/m.

Intensidad de señal media: Señal intermedia entre la hiperseñal y la hiposeñal. Propia de aquellos tejidos que presentan una densidad intermedia de núcleos de hidrógeno en imágenes potenciadas en D, un T1 intermedio en imágenes potenciadas en T1 y un T2 intermedio en imágenes potenciadas en T2. Es el caso, por ejemplo, de la substancia gris.

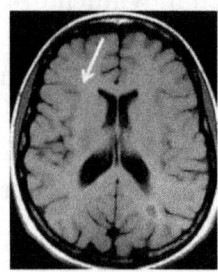

Intensidad del campo magnético: Ver inducción magnética. Coloquialmente podemos decir que es la fuerza de un campo magnético. La intensidad de un campo magnético será inversamente proporcional a la distancia entre sus líneas de fuerza.

Interacciones spin-spin: Interacciones que a nivel local se producen entre los núcleos tanto con carácter fijo como con carácter aleatorio.

Intervalo de muestreo de la señal: Durante la CAD, tiempo que transcurre entre muestra y muestra. Es el inverso de la BW (1/BW).

Inyector de contraste: Bomba para la inyección de un medio de contraste. Al encontrarse en el interior de la sala del imán ha de estar fabricado con materiales compatibles con el campo magnético. Dispone de una consola, ubicada en la sala de control, en la que se puede programar el volumen a inyectar y el flujo de inyección.

Ion: Átomo o molécula que ha perdido o ganado uno o más electrones quedando, respectivamente, cargado positiva o negativamente.

Ionización: Fenómeno físico o químico por el que un átomo o molécula se transforma en un ion debido a la falta o exceso de electrones.

IR: Secuencia Inversión Recuperación.

IRM: Imagen por Resonancia Magnética.

Irradiación: Exposición a cualquier tipo de radiación, frecuentemente radiación ionizante.

Isocentro del imán: Posición en el centro del imán que se asigna a las coordenadas (x,y,z)=0,0,0. En el interior del imán, punto central en el que se cortan los tres ejes del espacio. Es la zona en la que el campo magnético es más homogéneo.

Isótopos: Átomos de un mismo elemento que tienen el mismo número atómico pero distinto número másico. Difieren, por tanto, en el número de neutrones.

Isotropía: Característica de algunas materias cuyas propiedades físicas no dependen de la dirección en que son medidas.

J, K

Jaula de Faraday: Aislamiento de cobre que recubre paredes, techo y suelo de la sala del imán aislándola del exterior y evitando, de esta manera, interferencias de RF externas.

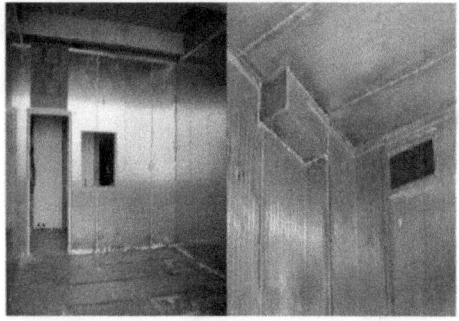

Julio: Unidad de energía en el Sistema Internacional.

Kelvin: Unidad de temperatura de la escala creada por *William Thomson Kelvin*. El valor cero, denominado cero absoluto, coincide con −273,15 °C de la escala Celsius. Se representa por la letra K y es unidad del Sistema Internacional.

Khz: Kilohertzio. Un kilohertzio equivale a mil hertzios.

L

Lactato: Sal del ácido láctico. En ERM proporciona información sobre el nivel del metabolismo aerobio-anaerobio. Aumenta en situaciones de hipoxia, isquemia, necrosis, hemorragia intracerebral y esclerosis múltiple.

λ: Longitud de onda.

Lantánidos: Tierras raras. Familia de elementos químicos que comprende desde el lantano (Z=57) al lutecio (Z=71). El gadolinio, utilizado como agente de contraste en IRM, pertenece a esta familia.

Láser: Dispositivo óptico que genera un haz luminoso de una sola frecuencia, monocromático, coherente y muy intenso, mediante la estimulación eléctrica o térmica de los átomos, moléculas o iones de un material.

LCR: Líquido cefalorraquídeo.

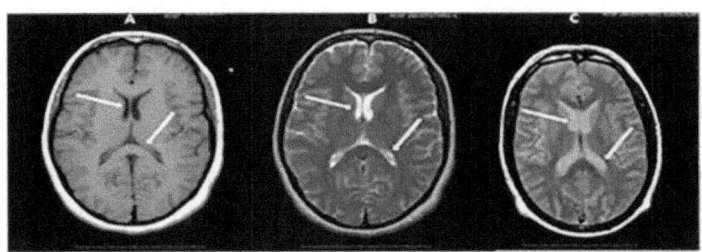

Distintas intensidades de señal del LCR en potenciaciones T1 (A), T2 (B) y DP (C).

Ley de Larmor: Establece que el movimiento de precesión se realiza a una frecuencia denominada frecuencia de precesión o frecuencia de resonancia (**Wo**) que es proporcional al valor del campo magnético percibido por el núcleo (**Bo**). γ es la constante giromagnética o cociente giromagnético nuclear.

$$W_0 = \gamma \cdot B_0$$

Línea de 5 gauss: Representa la barrera de seguridad para los marcapasos cardiacos y suele coincidir con la puerta de acceso a la sala del imán.

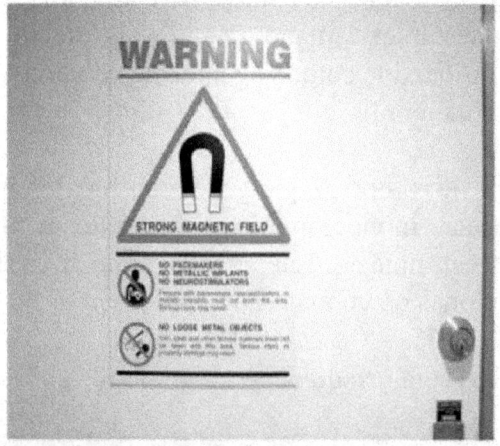

Aviso de seguridad en la puerta de entrada a la sala del imán.

Líneas de campo magnético o líneas de fuerza: Son las curvas con las que suelen representarse los campos magnéticos. Se trata de líneas imaginarias y van a definir tanto la dirección como la intensidad del campo magnético.

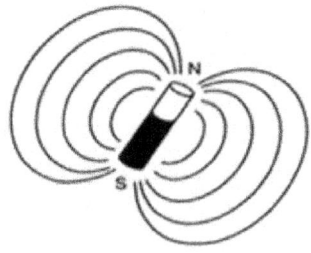

Campo Magnético y líneas de fuerza

Lípidos: Biomoléculas orgánicas formadas fundamentalmente por carbono e hidrógeno aunque contienen oxígeno en menor porcentaje. Pueden contener, además, fósforo, nitrógeno y azufre. Se trata de un grupo molecular muy heterogéneo y que sólo tienen en común el ser insolubles en agua y el ser solubles en disolventes orgánicos como éter, cloroformo o benceno. Su señal, junto a la del agua, es fundamental en la interpretación de las imágenes obtenidas en estudios de Resonancia Magnética debido a su alto contenido en hidrógeno y a que están presentes en muchos órganos y tejidos.

Lista de trabajo: En los equipos de Resonancia Magnética Nuclear, entre otros, relación de pacientes que constituyen la agenda de trabajo. Normalmente se va a descargar en el equipo a partir de la información contenida en el RIS.

Llenado concéntrico del Espacio-K: Se utiliza en secuencias que requieren preparación tisular y que trabajan con TR muy cortos. Se llena una línea en cada TR y se comienza a llenar por el centro. Pongamos un ejemplo. Si hemos de rellenar 8 líneas y consideramos que el eco 1 ocupa la línea central el llenado tendría esta forma: 8, 6, 4, 2, 1, 3, 5, 7.

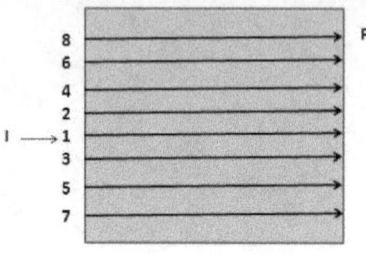

LLENADO CONCÉNTRICO

Llenado en espiral del Espacio-K: Se utiliza en secuencias de Angio-RM. Requiere gradientes especiales. El llenado comienza por el centro y termina en la periferia. Se suelen utilizar entre 8 y 10 espirales y cada una de ellas se adquiere en un TR. Resaltemos que la mayor señal (al comienzo de cada espiral) se coloca en la parte central del Espacio-K, es decir en la zona que define el contraste.

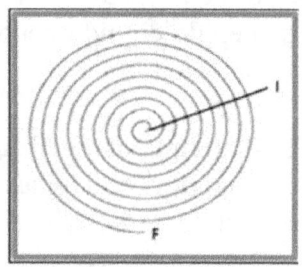

LLENADO EN ESPIRAL DEL ESPACIO-K
Ejemplo de llenado con un solo TR.

Llenado multi-shot: Se utiliza en aquellas secuencias EPI que requieren varios TR (o *shot*) para obtener los ecos necesarios para llenar el Espacio-K. Las líneas se van a ir rellenando en zigzag, de arriba a abajo y de izquierda a derecha y de derecha a izquierda de forma alternante. Se necesitan gradientes muy sofisticados, que permitan pasar de valores positivos a negativos de forma muy rápida, para realizar la alternancia en zigzag.

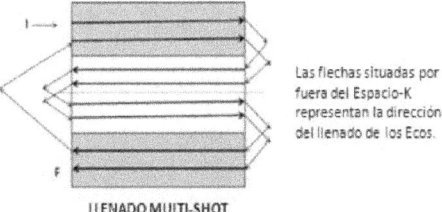

Las flechas situadas por fuera del Espacio-K representan la dirección del llenado de los Ecos.

LLENADO MULTI-SHOT

Llenado secuencial del Espacio-K: Es el más utilizado en las secuencias clásicas. En cada TR se llena una línea empezando por la periferia, siendo la trayectoria de izquierda a derecha y de arriba a abajo. Se comenzaría con el eco obtenido con el valor mayor positivo del gradiente de codificación de fase y se irían rellenando todos los ecos obtenidos con valores positivos. A continuación iría el eco correspondiente al valor negativo menor del gradiente de codificación de fase y tras él los ecos obtenidos con los valores crecientes negativos del gradiente de codificación de fase.

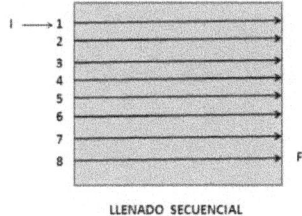

LLENADO SECUENCIAL

Llenado segmentado del Espacio-K: Es propio de las secuencias rápidas Spin Eco en las que, por obtenerse varios ecos en un mismo TR, se van a rellenar varias líneas del Espacio-K en cada TR. El Espacio-K se divide en segmentos. Imaginemos un ejemplo en el que vamos a rellenar 8 líneas utilizando dos TR y que en cada uno de ellos se obtiene un

ETL igual a 4. El TE efectivo, que definirá el contraste de la imagen, se situará entre los ecos 2° y 3° de cada TR (2/3 y 6/7). Estos ecos irán al centro del Espacio K. Los ecos 1° y 4° de cada TR (1/4 y 5/8) se situarán en la periferia.

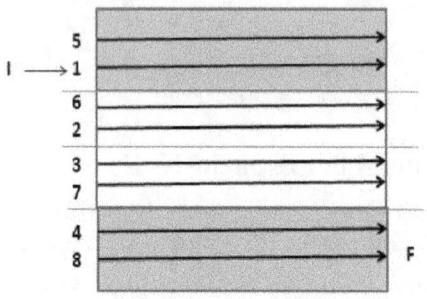

LLENADO SEGMENTADO

Llenado single-shot: Es el llenado propio de la secuencias EPI en las que en un único TR (o *shot*) se obtienen todos los ecos que se precisan para llenar el Espacio-K.

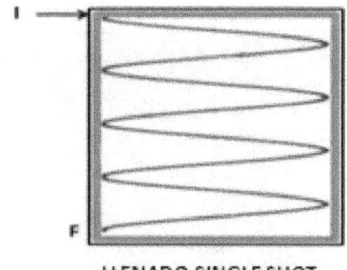

LLENADO SINGLE SHOT

Localizador 3 planos: En la mayoría de los estudios de IRM se trata de la primera secuencia que se programa. Se obtiene aprovechando que durante la relajación de un plano se pueden excitar otros distintos, con otros valores de gradiente, dentro del mismo TR. No tiene finalidad diagnóstica y su utilidad es servir de base para la programación del resto de secuencias que van a ser realizadas.

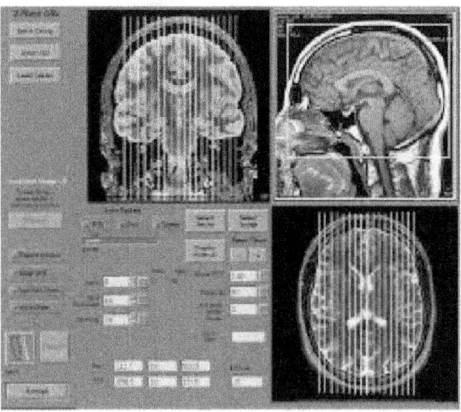

Longitud de la cadena de ecos: Número de ecos obtenido en cada TR en secuencias rápidas (turbo/*fast*).

Longitud de onda: Distancia que hay entre 2 crestas o valles consecutivos en una onda (distancia que recorre una onda en un tiempo igual a un periodo). Se representa por la letra λ. Se calcula a partir de la siguiente relación $\lambda = c/f$, en la que c representa la velocidad de la onda y f la frecuencia de la misma. En el SI de Unidades se mide en metros.

M

M: Vector de magnetización.

Macromoléculas: Biomoléculas de gran tamaño relacionadas con el mantenimiento y los procesos metabólicos de los organismos vivos. Son macromoléculas los hidratos de carbono, los lípidos, las proteinas y los ácidos nucleicos.

Magnetita: Mineral formado por óxido ferrosodiférrico, de color negro y muy pesado, que tiene la propiedad natural de atraer el hierro, el acero y algún otro material. Es el componente de los imanes permanentes.

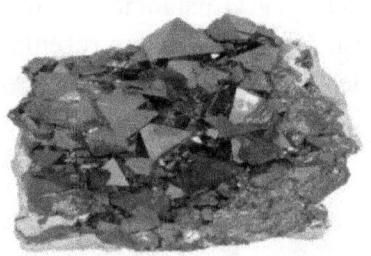

Magnetización de un elemento de volumen: Aparición de propiedades magnéticas en un elemento de volumen como consecuencia de situar al paciente bajo un campo magnético.

Magnetización longitudinal (Mz): Se dice que existe una magnetización longitudinal cuando el vector Magnetización

M está sobre el eje z (eje longitudinal). Esta situación se produce cuando los núcleos se encuentran en estado de reposo o equilibrio térmico y el valor de esta magnetización dependerá de la cantidad o densidad de núcleos de H que contenga el vóxel.

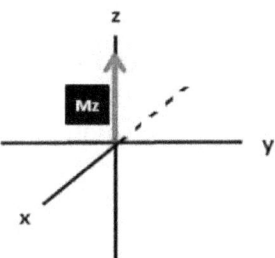

Magnetización transversal (Mxy): Se dice que existe una magnetización transversal cuando el vector Magnetización, M, está sobre el plano xy (plano transversal). Esta situación se va a producir cuando los núcleos de hidrógeno precesen en fase y, consecuentemente, la proyección de los spines nucleares sobre el plano xy tenga un valor mayor que cero.

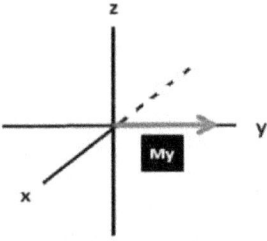

Magnetofosfenos: Sensación de fogonazos o destellos luminosos en la retina. Es un riesgo asociado a los campos magnéticos variables (campo magnético de los gradientes).

Magnitud: En física, se denominan magnitudes a aquellas propiedades que pueden medirse y expresar su resultado mediante un número y una unidad.

Magnitud escalar: Magnitud física que queda completamente definida por un número.

Magnitud vectorial: Magnitud física que además de tener un valor numérico (módulo o longitud) lleva asociada una dirección y un sentido. El campo magnético es una magnitud vectorial.

Manganeso: Metal de transición (Z =25) que se encuentra situado en la tabla periódica entre el cromo y el hierro. Forma parte de la composición de algunos contrastes utilizados en IRM.

Mapas de velocidad: Técnica angiográfica en la que se utilizan secuencias de contraste de fase (PC) y mediante el empleo de un gradiente bipolar se consigue desfasar los núcleos móviles de manera proporcional a su velocidad, mientras que los núcleos de los tejidos estáticos no se desfasan. Esta técnica permite medir velocidades de flujo en cada pixel de la imagen y en las tres direcciones ortogonales. Se utilizan principalmente para calcular el volumen/latido y el gasto cardiaco de ambos ventrículos.

Materiales compatibles: Hasta hace unos pocos años se denominaba así a los materiales cuyo uso, desde el punto de vista de su interacción con el campo magnético, no suponía ningún tipo de peligro o riesgo.

Materiales incompatibles: Hasta hace unos años se denominaba de esta manera a los materiales cuyo uso, desde el punto de vista de su interacción con el campo magnético, suponía algún tipo de peligro o riesgo.

Materiales MR-condicionales: Actualmente se denomina así a aquellos objetos que, en presencia de un campo magnético, ofrecen una seguridad condicionada. Son seguros en determinadas condiciones que han sido testadas. Se incluirían algunos materiales paramagnéticos.

Materiales MR-no seguros: Actualmente se denomina así a los objetos no seguros. Incluiría todos los materiales que en presencia de un campo magnético pueden provocar lesiones debido a su peligrosidad. Serían los materiales ferromagnéticos.

Materiales MR-seguros: Denominación actual para los objetos que ofrecen una completa seguridad en presencia de un campo magnético. No presentan componentes metálicos y por tanto no son conductivos. Serían los materiales plásticos.

Matriz: Conjunto de píxeles, ordenados en filas y columnas, que forman una imagen digital.

Medio: Conjunto de estructuras que rodean a los núcleos de hidrógeno y que absorben la energía que éstos liberan. Entorno bioquímico de los núcleos de hidrógeno.

Medio de contraste: Ver agente de contraste activo.

Método *Chopper-Dixon*: Recibe este nombre la obtención de dos juegos de imágenes con TE distintos. El primero de ellos cuando los núcleos de hidrógeno se encuentran en fase opuesta u oposición de fase (TE más corto) y el segundo cuando se encuentran en fase (TE más largo).

Mhz: Megahertzio. Un Mhz equivale a un millón de hertzios.

Mioinositol: Molécula con la misma composición química que la glucosa y que forma parte del grupo de mensajeros denominado inositol-polifosfatos. En ERM variaciones en su resonancia pueden indicar un funcionamiento anormal del metabolismo de ese grupo de mensajeros. Aumenta en la esclerosis múltiple y el Alzheimer y disminuye en casos de infarto y encefalopatía hepática crónica, entre otros.

MION (*Monocrystalline Iron Oxide Nanoparticles*): Contraste constituido por nanocompuestos monocristalinos de óxido de hierro.

MIP (proyección de máxima intensidad): Angiografía obtenida por reconstrucción, en cualquier dirección del espacio, a partir de los múltiples cortes paralelos adquiridos durante la inyección de gadolinio.

Modulación: Proceso de transformar una señal eléctrica aumentando o disminuyendo, por ejemplo, la amplitud (AM) o la frecuencia (FM) de la onda.

Módulo básico: Combinación de pulsos de radiofrecuencia y de pulsos de gradiente que se repiten a intervalos determinados (TR) a lo largo de una secuencia y cuyo fin es la obtención de los ecos con los que se reconstruirá la imagen.

Molécula: Conjunto eléctricamente neutro y suficientemente estable de al menos dos átomos, iguales o diferentes, unidos por enlaces químicos fuertes.

Momento magnético de un imán: Cantidad que determina la fuerza que el imán puede ejercer sobre las corrientes eléctricas y el par de fuerzas que un campo magnético ejerce sobre ellas.

Movimiento de precesión: Cuando se somete a los núcleos de hidrógeno a un potente campo magnético, movimiento de rotación de los mismos en torno a la dirección del campo magnético. Se trata de un movimiento de giro del vector momento magnético alrededor de la dirección del campo magnético.

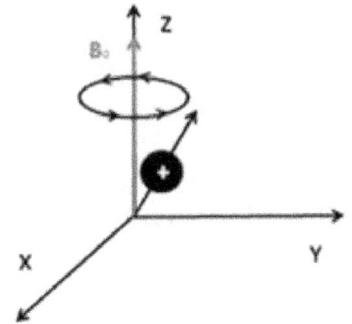

Movimiento de precesión del núcleo de H

Movimiento de rotación: Movimiento de cambio de orientación de un cuerpo o un sistema de referencia de manera que el eje de rotación permanece fijo.

Movimiento de spin (*spinning*): Movimiento de giro del núcleo de hidrógeno alrededor de su eje.

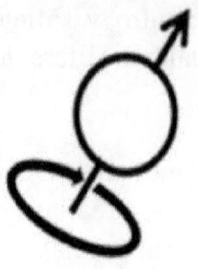

Núcleo de H girando
sobre su propio eje.

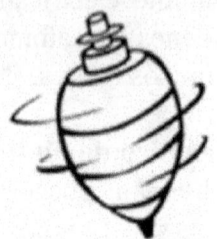

El giro del núcleo de Hidrógeno
es similar al giro de una peonza.

Movimientos brownianos: Movimientos aleatorios que se observan en algunas partículas microscópicas, que se hallan en un medio fluido, y que es debido a que su superficie es bombardeada por los átomos y moléculas del fluido por efecto de la agitación térmica. Las técnicas de Difusión, cada vez más utilizadas en RMN, están basadas en este tipo de movimientos.

MPIO: Partículas micrónicas de óxido de hierro utilizadas como contraste en IRM.

Muestreado de la señal: Análisis de la señal, a intervalos de tiempo definidos, durante la conversión analógica digital.

Multi-shot: En secuencias EPI, cuando para rellenar el Espacio-K se requieren varios TR.

Mxy: Magnetización longitudinal.

Mz: Magnetización transversal.

N

N-acetilaspartato (**NAA**): Componente principal de las neuronas y, en los espectros cerebrales del protón, da lugar a la resonancia más intensa. Aparece disminuido, por ejemplo, en la hidrocefalia, el Alzheimer, el infarto cerebral y las hemorragias intracerebrales.

Neutrón: Partícula subatómica, sin carga eléctrica neta, que se encuentra en el núcleo atómico de todos los elementos químicos a excepción del protio (isótopo más abundante del hidrógeno).

Nex: Número de excitaciones o número de adquisiciones.

Nivel de helio: Volumen de helio en el interior del criostato expresado en tantos por ciento. Si descendiera por debajo del 50 % no se debería trabajar puesto que disminuiría la superconductividad de la bobina del imán y podría producirse una explosión del tanque que lo contiene (criostato). Si se llegara a producir esta situación, el helio se liberaría de manera brusca y se distribuiría con rapidez por la sala de exploración. Sabemos que el helio no es inflamable pero se produciría un desplazamiento del oxígeno y el paciente podría fallecer por anoxia, si no fuera sacado rápidamente de la sala del imán.

Nivel de ventana: Indica el valor de gris que ocupa el centro de la ventana. Modificándolo se cambia el brillo de la imagen.

No frequency wrap: Antialiasing. Función con la que cuentan los equipos de RMN para evitar el artefacto de envolvimiento en la dirección de la frecuencia.

No phase wrap: Antialiasing. Función con la que cuentan los equipos de RMN para evitar el artefacto de envolvimiento en la dirección de la fase.

Núcleo atómico: Parte central del átomo donde se concentra más del 99,9% de la masa del mismo. Está formado por protones y neutrones y presenta carga eléctrica positiva.

Núcleo de hidrógeno: Formado únicamente por un protón, es el núcleo atómico más sencillo que existe.
Nucleones: Conjunto de protones y neutrones de un núcleo atómico (Número Másico).

Núcleos desfasados: Se dice que los núcleos de hidrógeno están desfasados cuando precesan a frecuencias ligeramente diferentes los unos de los otros. Incluso en un mismo tejido las frecuencias de precesión de cada núcleo serán ligeramente distintas entre sí pues estarán "influenciadas" por el entorno bioquímico (campo magnético bioquímico) en el que cada núcleo se encuentre. Esto supone que unos núcleos se "adelanten" respecto a otros. En esta situación se dice que los núcleos están desfasados o, lo que es lo mismo, que no están en fase.

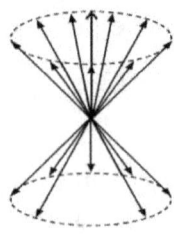

Núcleos en fase: Diremos que los núcleos de hidrógeno se encuentran en fase o que precesan en fase cuando lo hacen a la misma frecuencia de precesión. Partiendo de que los núcleos, sometidos a un campo magnético, precesan de forma desfasada como consecuencia de los distintos entornos bioquímicos en los que se encuentran, comienzan a precesar en fase en el momento en que absorben energía de radiofrecuencia. Vuelven a desfasarse en cuanto comienzan a liberar la energía absorbida.

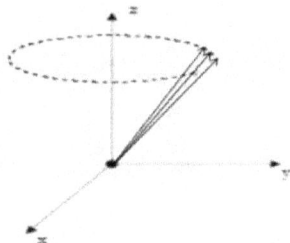

Número atómico: Número de protones que hay en el núcleo del átomo de un elemento químico. Se representa por la letra Z.

Número de excitaciones o número de adquisiciones: Representa el número de veces que se repite el proceso para recoger un mayor número de datos y, consecuentemente, una mayor señal.

Número másico: Conjunto de protones y neutrones presentes en el núcleo de un átomo. Se representa por la letra A.

Nutación: Movimiento que realiza el vector de magnetización M, mientras dura la aplicación del pulso de radiofrecuencia, que sin dejar de precesar alrededor del campo magnético a la frecuencia de Larmor se aleja de su posición de equilibrio girando en espiral respecto a la dirección del campo magnético. Resulta más fácil de comprender si imaginamos que, durante este movimiento, el vector M se va separando del eje Z mientras dura la emisión de radiofrecuencia.

O

Onda: Fenómeno físico por medio del cual se propaga energía de un punto a otro del espacio, a través de algún medio o a través del vacío.

Onda electromagnética: Ver radiación electromagnética.

Ondas de radio u ondas hertzianas: Ondas electromagnéticas cuyas frecuencias se extienden desde los pocos Kilohertzios a los 300 Gigahertzios. Ver radiofrecuencia.

Ordenador de control del sistema: Comprende como mínimo dos equipos. Uno de ellos, el ordenador principal, permite ejecutar el software de interface con el usuario (seleccionar y modificar parámetros; visualizar imágenes y archivarlas en distintos soportes; enviarlas a un PACS, a una impresora láser o a diferentes estaciones de trabajo, y realizar trabajos de posprocesado con la imagen). El segundo es un potente ordenador, con varios microprocesadores, que se va a encargar de realizar todos los cálculos matemáticos de la Transformación de Fourier, a partir de los datos recogidos en la antena receptora.

P

PACS: Sistema de Archivo y Comunicación de imágenes (*Picture Archiving and Communication System*). Sistema computerizado para la transmisión y el archivado digital de imágenes médicas. En algunas publicaciones en lengua castellana se puede encontrar con las siglas SACI. Está interconectado con el HIS y el RIS.

Par de fuerzas: Sistema formado por dos fuerzas paralelas entre sí, de la misma intensidad, pero de sentidos contrarios. Al aplicar un par de fuerzas a un cuerpo se produce un movimiento de rotación cuya magnitud depende del valor de las fuerzas que forman el par y de la distancia entre ambas.

Parámetros de la relajación: Podemos denominar de esta manera a aquellos parámetros de los cuales obtenemos información durante el fenómeno de la relajación nuclear. Son la densidad protónica (D), el tiempo de relajación longitudinal (T1) y el tiempo de relajación transversal (T2/T2*).

Partículas elementales: Actualmente este término se utiliza para referirse a aquellas partículas que no están constituidas por otras partículas más simples. Originariamente, el término se utilizó para describir a las partículas subatómicas como los protones y los neutrones hasta que a partir de los años 70 del siglo pasado se demostró que tanto los protones como los neutrones son partículas compuestas de otras partículas más simples.

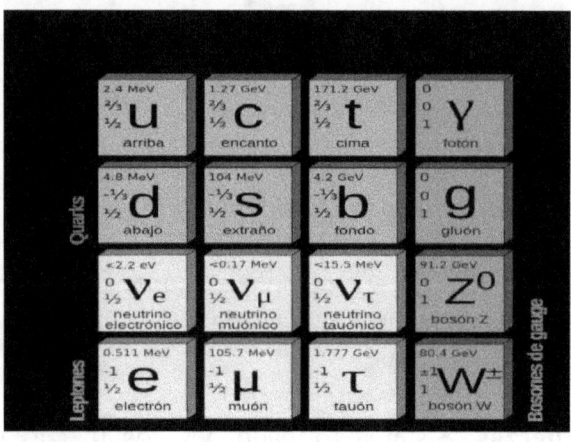

Perfusión-RM: Ver Técnicas de Perfusión.

Perfusión sanguínea: Aporte de sangre (oxígeno y nutrientes) a un determinado territorio tisular en la unidad de tiempo.

Periodo de una onda: Tiempo que tarda una onda en realizar un ciclo. Es, por tanto, el inverso de la frecuencia. Se representa por la letra T y se expresa en segundos.

Peso del paciente: En Resonancia Magnética hay que mostrar un especial cuidado en introducir el **peso exacto** del paciente, pues el equipo lo tendrá en cuenta para calcular la tasa de energía que puede absorber (SAR).

Phase ghosting: Ver fantasmas.

Píxel: Elemento de imagen. Cada una de las unidades más pequeñas que componen una imagen digital. A la vista se presentan como pequeños cuadrados o rectángulos en color o en escala de grises. La intensidad de señal visualizada en un píxel está constituida por la señal de resonancia generada por cada unidad de volumen (vóxel) del paciente.

Placa fotosensible: En general, cualquier dispositivo sensible a determinados tipos de luz sobre los que se puede representar una imagen.

Plano de corte: Plano tomográfico seleccionado utilizando el gradiente de selección de plano Gz.

Plano transversal: En un sistema cartesiano de representación es el plano perpendicular al eje longitudinal o eje Z. Se denomina plano xy. A efectos didácticos nos servirá para trabajar con las proyecciones de los spines nucleares.

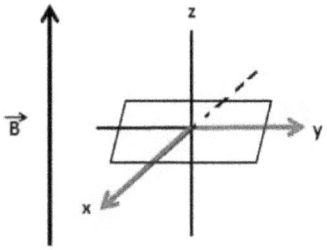

Planos intrínsecos cardiacos: Planos específicos que se utilizan en estudios cardiacos y que se definen siguiendo la anatomía cardiaca. Son el eje corto, el eje largo 2 cámaras y el eje largo 4 cámaras.

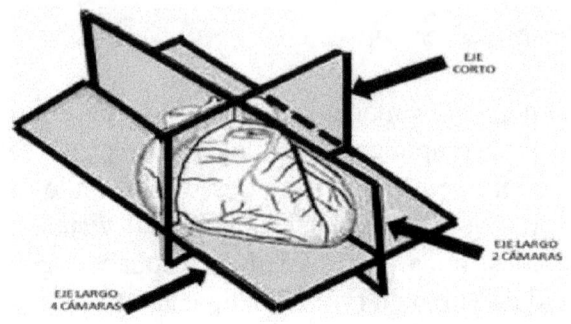

PLANOS INTRÍNSECOS CARDIACOS

Planos ortogonales: Planos perpendiculares entre sí. En anatomía, son planos ortogonales el coronal, el axial o transversal y el sagital.

Plasma: Ver medio.

Pools vasculares: Agentes de contraste unidos a macromoléculas que, una vez introducidos en el torrente sanguíneo, pueden recircular por la sangre durante largos periodos de tiempo convirtiéndose en "reservorios sanguíneos" de contraste. Uno de los más conocidos es el Gd-DTPA-Albúmina.

Posprocesado: Conjunto de tareas que se pueden realizar con la imagen digital una vez obtenida, como realizar anotaciones, modificar el contraste y el brillo, realizar giros, sustraer partes de la misma, corregir movimientos, etc.

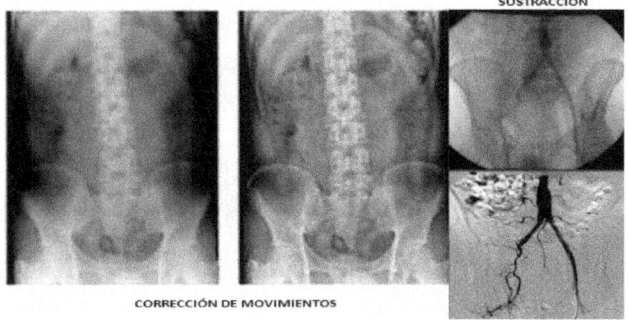

SUSTRACCIÓN

CORRECCIÓN DE MOVIMIENTOS

Potenciales de flujo: Diferencias de potencial entre las paredes de un vaso como consecuencia de que los campos magnéticos estáticos, al desviar las cargas eléctricas en movimiento en direcciones opuestas en función de su signo, hacen que en los vasos los iones positivos y los negativos se desplazan en sentidos contrarios.

Potenciar una imagen: Proceso por el cual se consigue que, en la imagen final, predomine uno de los factores de la relajación (D, T1, T2) sobre los otros dos. Se realiza programando secuencias de pulsos específicas, que consisten en el envío de pulsos de RF de diversos valores separados por espacios de tiempo determinados.

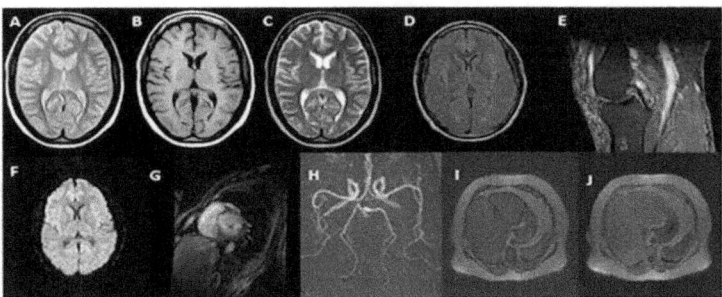

ALGUNOS CONTRASTES DE IMAGEN OBTENIDOS CON DIFERENTES POTENCIACIONES
A: DP; B: T1; C:T2; D: Flair; E: Stir; F: Difusión; G: Perfusión; H: Angio RM; I: Fuera de fase; J: En fase.

Preparación del paciente: Cuando se requiera, conjunto de pautas que el paciente debe seguir antes de someterse a la exploración (ayunas, medicación, etc).

Preparación tisular: Pulsos específicos que tienen como finalidad preparar un tejido antes de enviar los pulsos de estudio.

Presión del helio: Es fundamental que el helio en el interior del criostato se mantenga en estado líquido y dentro de unos márgenes de presión. La presión idónea se mantiene estable gracias a que el compresor no deja de funcionar en ningún momento. Si, debido a una avería, el compresor dejara de trabajar el helio se iría evaporando y sería evacuado al exterior a través de la chimenea conectada al equipo. Si la presión llegara a descender por debajo del valor indicado por el fabricante habría que suspender las exploraciones. Los valores normales son entre 2 y 4 unidades PSI.

PROBE: Espectro del protón cerebral.

Procesado: Conjunto de pasos que conducen a la obtención de una imagen. En los equipos de RMN el proceso es realizado por el software del equipo de manera instantánea.

Protón: Partícula subatómica, con carga eléctrica positiva, que se encuentra en el núcleo atómico de todos los elementos químicos. El número total de protones, presentes en un núcleo atómico, constituye el número atómico Z.

PSI (*Pounds-force per Square Inch*): Unidad de presión en el sistema anglosajón de unidades (una atmósfera de presión equivale a un bar y un bar a 14,50 PSI). Muchos equipos de

Resonancia Magnética utilizan esta unidad para expresar la presión del helio.

Pulsadores de bajada del campo magnético: Interruptores, tipo "seta", que se encuentran en el interior de la sala del imán protegidos por una tapa y, que al ser pulsados, provocan una bajada brusca del campo magnético.

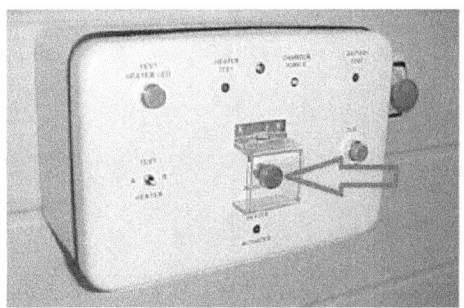

Pulso de 90°: Un pulso de 90° (α= 90°) es aquel que desplaza el vector de magnetización M sobre el plano xy (desaparece la magnetización en el eje longitudinal pues, tras absorber la energía del pulso, hay el mismo número de núcleos de H en estado energético *up* y en estado energético *down*). Se trata de un pulso saturador y es el pulso habitual en las Secuencias Spin-Eco.

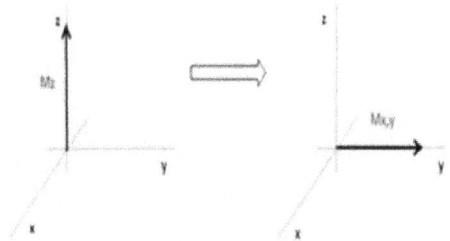

Efecto de un pulso de RF de 90°: Desaparece Mz y aparece Mxy. Equivale a decir que la magnetización, que estaba en el eje Z, se ha volcado sobre el plano x,y

Pulso de 180º: Pulso de radiofrecuencia que invierte la posición del vector de magnetización M respecto a su posición de equilibrio. Se trata, por tanto, de un pulso inversor y tras su emisión habrá más núcleos en estado antiparalelo (mayor energía) que en estado paralelo (menor energía). Es un pulso característico de las Secuencias Inversión-Recuperación.

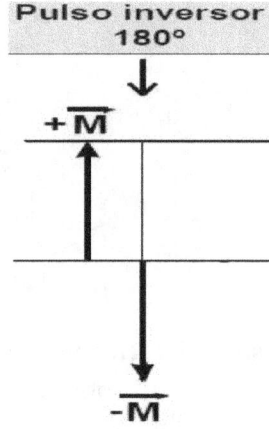

Pulso de radiofrecuencia: Recibe este nombre la emisión, por parte de una antena emisora, de energía de radiofrecuencia de duración del orden de los microsegundos y que al ser absorbida por los núcleos de hidrógeno hace que éstos entren en resonancia. La frecuencia del pulso será igual a la Frecuencia de Larmor o Frecuencia de Resonancia de los núcleos que se pretenda excitar.

Pulso excitador: Pulso de radiofrecuencia, de duración e intensidad determinada, que con ayuda de una antena emisora se utiliza para excitar a los núcleos de hidrógeno de un volumen determinado.

Pulso fuera del centro: Emisión de un pulso de radiofrecuencia, de un determinado ancho de banda, fuera de la frecuencia de resonancia.

Pulso inversor: Ver pulso de 180°.

Pulso lector: Pulso de radiofrecuencia que se envía transcurrido un determinado TR (Tiempo de Repetición) desde la emisión del pulso excitador. Va a volcar la magnetización longitudinal Mz sobre el plano transversal xy y en ese momento se va a recoger la señal en la antena receptora.

Pulso MT: Pulso de radiofrecuencia, con un ancho de banda fuera de la frecuencia de resonancia, dirigido a saturar los protones del agua ligada. Posteriormente, durante la relajación, estos núcleos de hidrógeno cederán su energía a los protones del agua libre. La consecuencia, a nivel de la imagen, es que se producirá una disminución de la señal de los vóxels en los que coexistan agua libre y agua ligada, que son los que han absorbido el pulso, mientras que la señal de aquellos en los que sólo exista agua libre no se verá afectada.

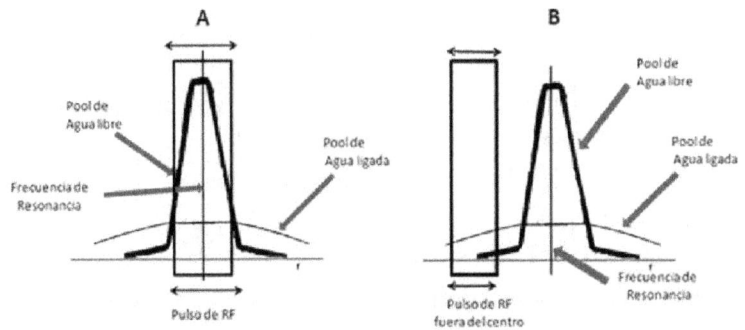

Espectro de las frecuencias de los pools de agua libre y de agua ligada.
A: Pulso de RF centrado sobre el pool de agua libre.
B: Pulso "fuera del centro": Sólo los protones de la zona absorben energía.

Pulso refasador: Pulso de radiofrecuencia de 180º que, en Secuencias Spin Eco, se envía una vez transcurrido un TE/2 desde la emisión del pulso excitador de 90º y cuya finalidad es refasar los núcleos de hidrógeno para obtener mayor señal. La señal (Eco) se recoge transcurrido un nuevo tiempo TE/2 y recibe el nombre de Eco de Radiofrecuencia o Eco de Spin.

Pulso saturador: Pulso de radiofrecuencia tras el cual hay el mismo número de núcleos de hidrógeno en estado paralelo que en estado antiparalelo. Esto lo consigue un pulso de 90º. De hecho, un pulso será tanto más saturador cuanto más se acerque a los 90º.

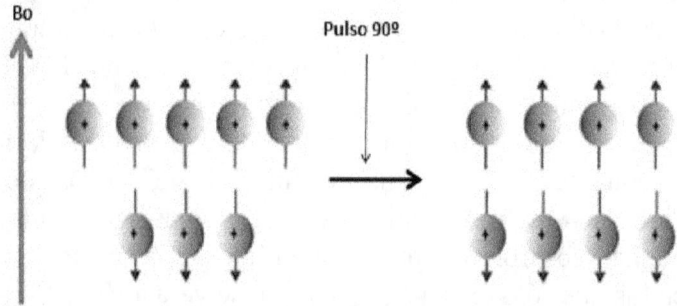

Pulsos de gradiente: A lo largo de una exploración de RM, los gradientes magnéticos intervienen durante breves instantes (microsegundos) y siempre en momentos muy importantes (selección del plano tomográfico y codificación de la señal). Debido a ello se habla de pulsos de gradiente.

Pulsos específicos de saturación: Pulsos cuya finalidad es anular la señal de algún tejido concreto, en especial la señal de la grasa.

Pulsos rastreadores: Pulsos de radiofrecuencia utilizados en la tecnología Smart-Prep para avisar de la llegada del bolo de contraste. Se inyecta el bolo de contraste y un pequeño detector (*tracker*), que habremos situado sobre el localizador en la zona de interés, nos avisará de la llegada del bolo de contraste, siendo éste el momento de disparar la secuencia.

Puntos calientes: Se denomina de esta manera a aquellas zonas del cuerpo (manos, pies...) en las que existe riesgo de que se produzcan pequeñas quemaduras como consecuencia de la emisión de los pulsos de radiofrecuencia. Se pueden prevenir separando las manos del cuerpo utilizando para ello, si fuera necesario, almohadillas no conductoras.

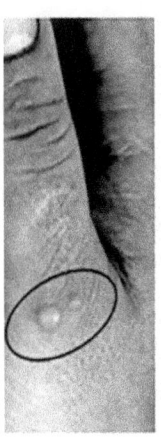

Quemaduras por contacto durante una exploración de columna lumbar. Durante la misma, el borde interno de la mano permaneció pegado al borde externo del muslo.

Q

Quelantes: Macromoléculas que tienen la facultad de unirse a iones metálicos contrarrestando su toxicidad. En Resonancia Magnética se emplean quelatos de gadolinio como agentes de contraste.

Quelato: Complejo inorgánico en el que un ligando (sustancia quelante) se une a un ión metálico por dos o más puntos, de manera que se forma un anillo de átomos que incluye al metal.

Quelatos de gadolinio: Contrastes habitualmente utilizados en Resonancia Magnética Nuclear.

Quench: Evaporación brusca del helio líquido e inmediata evacuación al exterior, a través de una válvula de seguridad. Pérdida de superconductividad del campo magnético.

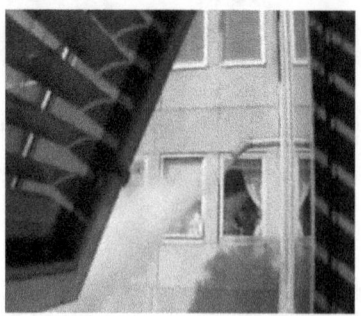

Quench **accidental:** Si se produjera un descenso significativo del nivel de helio líquido el conductor comenzaría a calentarse. Se produciría, por ello, una pérdida de la superconductividad. Además, el calor generado aumentaría la temperatura del helio, de manera que si superara su punto de ebullición se transformaría en gas y aumentaría de volumen, haciendo necesaria su evacuación. Se trataría, por tanto, de un *quench* accidental en el que la evacuación del helio vendría provocada por una pérdida brusca de la superconductividad.

Quench **provocado:** Si, por negligencia, un objeto pesado o voluminoso quedara pegado al imán habría que provocar una pérdida de la superconductividad; es decir, habría que bajar el campo magnético. Si existiera riesgo para alguna persona (persona atrapada en el interior del imán) se bajaría el campo de manera brusca, pulsando cualquiera de las "setas" de bajada de campo que se encuentran en el interior de la sala del imán, protegidas por una tapa para que no se accionen de manera accidental. Si no existiera riesgo para ninguna persona se realizaría una bajada del campo magnético de manera gradual, hasta que el objeto pudiera ser retirado sin problemas. El proceso sería realizado por personal cualificado.

R

Radiación: Energía ondulatoria o corpuscular que se propaga a través del espacio.

Radiación electromagnética: Propagación de energía a través del espacio como una doble onda, eléctrica y magnética, ambas en la misma fase.

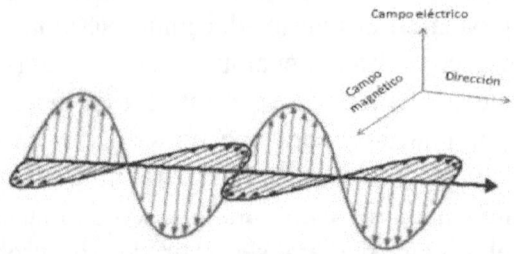

Radiación ionizante: Radiación (onda o partícula) con energía suficiente para ionizar la materia, es decir arrancar electrones de los átomos o moléculas que la constituyen.

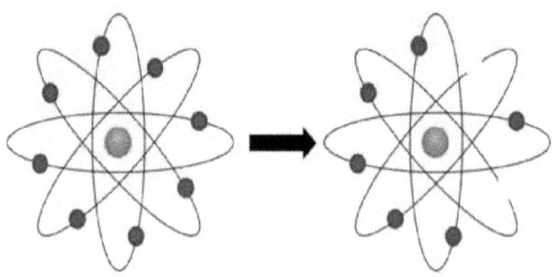

Radiación no ionizante: Radiación (onda o partícula) cuya energía no es capaz de arrancar electrones de los átomos o moléculas que constituyen la materia sobre la que actúa. Si su energía es suficiente puede provocar excitaciones electrónicas.

Radiofrecuencia: Se denomina así a la porción menos energética del espectro electromagnético que incluye las ondas con frecuencias entre 3 kHz y 300 GHz.

Raw data: Datos en bruto. Son los datos almacenados en el Espacio-K.

Realce de flujo: Efecto que se produce cuando en un corte, con todos sus tejidos saturados, entra sangre nueva capaz de absorber la energía de un pulso de excitación. Es más marcado en secuencias GRE.

Receiver: Ajuste del receptor.

Receiver Bandwidth: Ancho de banda del receptor. Ver *bandwidth*.

Recepción multicanal: Cuando trabajamos con antenas que poseen varios receptores y cada uno de ellos dispone de un canal de transmisión de datos desde los receptores al ordenador.

Reconstrucción 3D: Imagen tridimensional obtenida con ayuda de un software de posprocesado.

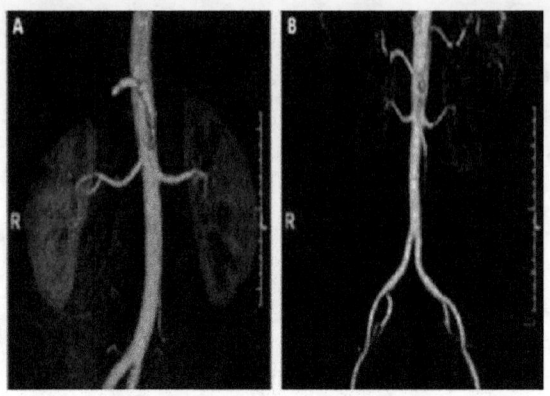

Reconstrucciones 3D de Angiografías por RMN
A.- Angio-RM de arterias renales; B.- Angio-RM de aorta-ilíaca.

Red: Ver medio.

Refasar los spines: Hacer que los spines vuelvan a precesar en fase. Para ello se puede utilizar un pulso de radiofrecuencia o un gradiente bipolar. La secuencia que utiliza un pulso de radiofrecuencia de 180º, para refasar los núcleos de hidrógeno, recibe el nombre de Spin-Eco (SE). La que utiliza un gradiente bipolar, para realizar dicha función, se denomina Eco de Gradiente (GRE).

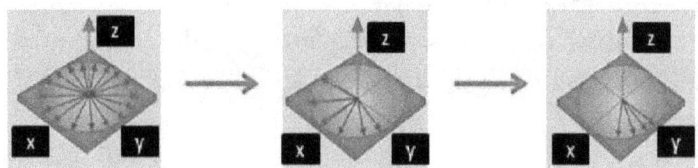

Refase de los spines utilizando un pulso de RF de 180º o un gradiente bipolar

Refrigerante: Fluido utilizado para enfriar un sistema con el fin de controlar su temperatura.

Relación señal/ruido: Relación existente entre la amplitud de la señal recogida en la antena y la amplitud del ruido recogido por la misma.

Relajación asincrónica o incoherente: Cuando los núcleos de H de un vóxel forman parte de radicales químicos distintos los campos magnéticos percibidos a nivel local son ligeramente diferentes y ello hace que cada núcleo libere la energía a frecuencias ligeramente distintas. En este caso hablamos de relajación asincrónica o incoherente.

Relajación longitudinal: Recuperación de la magnetización en el eje longitudinal Mz. Recibe también el nombre de relajación spín-red. Representada gráficamente es una curva exponencial creciente regulada por una constante denominada T1.

Relajación nuclear: Proceso por el que los núcleos de hidrógeno devuelven al medio la energía que absorbieron durante el fenómeno de resonancia magnética. La frecuencia a la que cada núcleo emita la energía vendrá determinada por el campo magnético que cada núcleo perciba en el momento de la relajación.

Relajación sincrónica o coherente: Cuando todos los núcleos de un vóxel liberan la energía a la misma frecuencia, debido a que perciben sólo el campo magnético externo y no existen interferencias del entorno bioquímico.

Relajación transversal: Desaparición de la magnetización en el plano transversal Mxy. Se la denomina también relajación spín-spín. Representada gráficamente es una curva exponencial decreciente regulada por una constante denominada T2.

Relaxometría: Medición y estudio de los tiempos de relajación longitudinal y relajación transversal, es decir del T1 y T2.

Resistividad: Medida de la capacidad de un material para oponerse al flujo de una corriente eléctrica.

Resolución de contraste: Capacidad de un sistema de imagen para discriminar pequeños cambios de densidad.

Resolución Espacial: Facultad que nos permite distinguir la dimensión del menor volumen observable. En la imagen, distancia mínima que debe existir entre dos puntos de un objeto para poderlos distinguir como diferenciados. Es sinónimo de detalle y de ausencia de borrosidad. La resolución espacial será tanto mayor cuanto menor sea el tamaño del pixel. La obtención de cortes más finos, disminuyendo el grosor de corte, supondrá asimismo una mejora de la misma al permitir visualizar estructuras de menor tamaño.

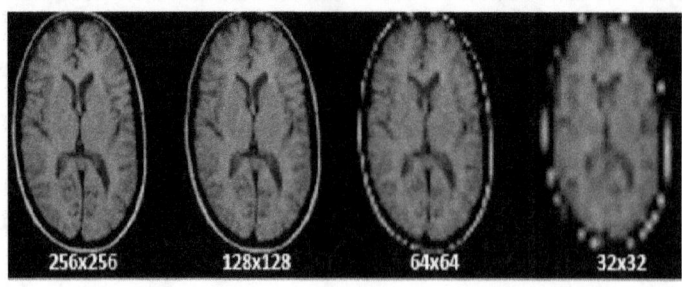

Resonancia de Spin Electrónico (ESR/RSE): Técnica de Resonancia Magnética basada en el spin del electrón.

Resonancia Magnética: Fenómeno físico por el cual ciertas partículas, como los electrones y los protones, y los núcleos atómicos con un número impar de protones y/o un número impar de neutrones pueden absorber energía de radiofrecuencia, de manera selectiva, cuando son colocados bajo un potente campo magnético.

Resonancia Magnética Funcional: Conjunto de técnicas de perfusión que no utilizan contrastes exógenos y cuyo fundamento estriba en estudiar los cambios magnéticos que ocurren en la hemoglobina. Van a usar la desoxihemoglobina, por su paramagnetismo, como marcador magnético endógeno.

Resonancia Magnética Nuclear: Modalidad diagnóstica en la cual las imágenes se obtienen a partir de la información que suministran los núcleos de hidrógeno durante su relajación, tras haber absorbido energía de radiofrecuencia.

Resonancias: En ERM se denomina así a los picos de cada uno de los grupos químicos presentes en el espectro de la molécula analizada.

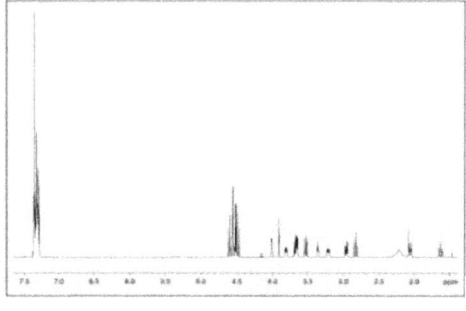

Respiración sostenida: En determinadas exploraciones de Resonancia Magnética, permanecer sin respirar del orden de 8 a 15 segundos para evitar el movimiento del tórax y, de esta forma, los artefactos respiratorios.

Resultante: Vector que resulta de la suma o resta de dos vectores.

Rewind gradients: Gradientes refasadores para aprovechar la magnetización residual transversal. Se utilizan en secuencias Fast GRE coherentes.

RF: Radiofrecuencia.

RF bandwidth: Ancho de banda de radiofrecuencia. Rango de frecuencias contenidas dentro de un pulso de radiofrecuencia.
RIS: Sistema de Información Radiológico.

Rise time: Es el tiempo que transcurre desde que se activa un gradiente magnético hasta que alcanza su valor máximo. En castellano lo podemos denominar tiempo de ascenso. Por la simetría de los gradientes, este tiempo suele ser idéntico al *fall time* o tiempo de caída. En los equipos más modernos, podemos encontrar tiempos de ascenso inferiores a los 100 µs.

RM: Resonancia Magnética.

RMN: Resonancia Magnética Nuclear.

ROI: Región de interés, en una imagen digital.

Ruido: Conjunto de señales no deseadas que degradan la formación de la imagen y que también serán recogidas en la antena receptora. La apariencia visual es de una señal borrosa y granulada.

Proviene del propio paciente, de la antena, de la amplitud de banda utilizada y del propio proceso de adquisición de la imagen.

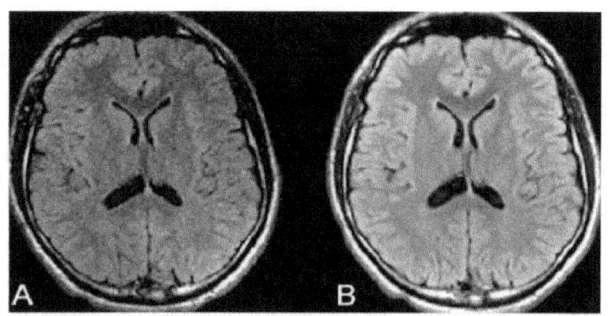

Obsérvese que la imagen A presenta más ruido que la imagen B

Ruido acústico: Ruido característico de los equipos de RM y que es debido a los gradientes en el momento de su instauración. Dependiendo del tipo de secuencia utilizada será más o menos molesto. La intensidad normal oscila entre los 65 y los 95 decibelios, pero pueden alcanzarse intensidades próximas a los 130 dB (aproximadamente, el nivel de ruido que produce un avión cuando despega).

S

S/R: Relación señal/ruido.

SACI: *PACS*. Sistema de archivo y comunicación de imágenes.

Sala del imán: Es la sala en la que se realiza la exploración a los pacientes. En ella se encuentran situados el imán principal, el sistema de gradientes y el sistema de RF.

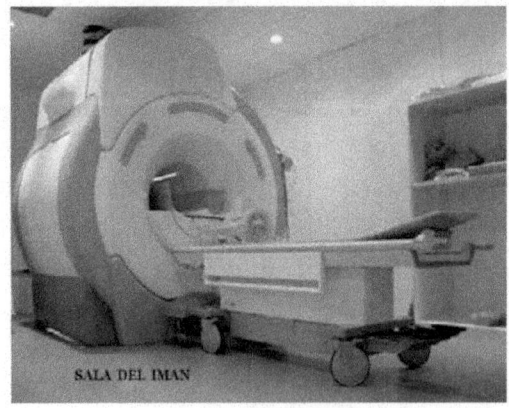

SALA DEL IMAN

Equipo de RMN Signa 1,5 T de G.E.

Sala del operador o sala de control: Es la zona donde se ubica la consola de trabajo desde la que se programan las exploraciones. Desde ella se controla visualmente al paciente, se puede establecer contacto oral con él y se trabaja con la imagen.

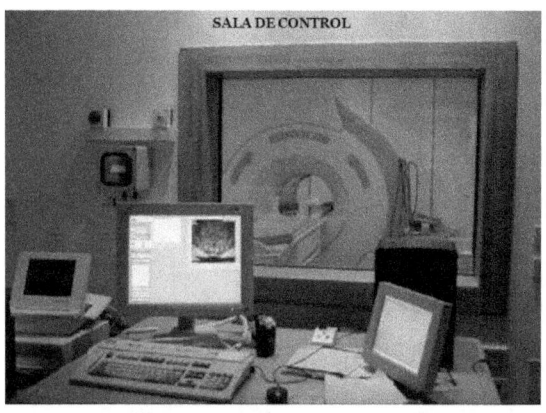

Sala técnica: Alberga los armarios desde los que se controlan el imán principal, los gradientes magnéticos y el sistema de radiofrecuencia. El nombre hace alusión a que en ella realizan su trabajo, la mayor parte de las veces, los técnicos de la empresa encargada del mantenimiento del equipo.

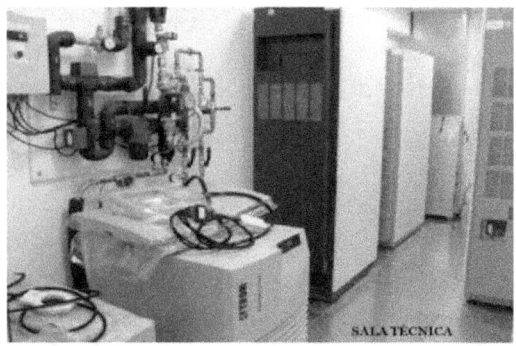

SAR (Specific Absortion Rate): Tasa de absorción de energía por unidad de peso, como consecuencia de los pulsos de radiofrecuencia. Se expresa en W/kg de peso corporal.

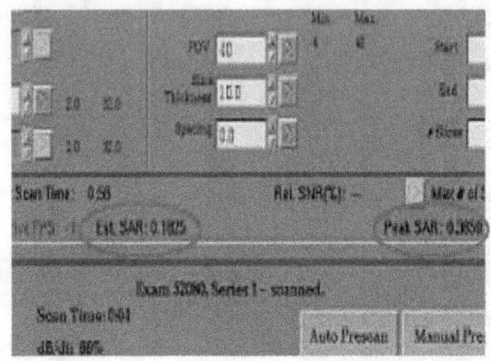

Durante un estudio RMN el equipo ofrece información de los valores medio (izquierda) y máximo del SAR (derecha).

Saturación espectral de la grasa: Anulación de la señal de la grasa por medio de pulsos selectivos de saturación sobre los protones de la grasa. Las secuencias con saturación espectral de la grasa reciben el nombre de Secuencias Fat-Sat.

SE: Secuencia Spin Eco.

Secuencia de pulsos: Sucesión de módulos básicos en los que se combinan pulsos de RF y pulsos de gradiente de valores determinados y separados, entre ellos, por espacios de tiempo convenientes.

Secuencia Eco de Gradiente (GRE): Secuencia que se caracteriza por utilizar un pulso excitador de menos de 90° y un gradiente bipolar para refasar los spines. El módulo básico en este tipo de secuencia comienza con el envío de un pulso de radiofrecuencia de α°. Inmediatamente, cuando los núcleos comienzan a desfasarse, entra en acción el gradiente de desfase que "termina" de desfasarlos. Una vez desfasados comienza su labor el gradiente de refase. Refasados los spines se recoge la señal (eco) en la antena receptora. Con el envío de un nuevo pulso, de igual valor, comenzaría el siguiente módulo y así, de manera sucesiva, hasta finalizar la secuencia.

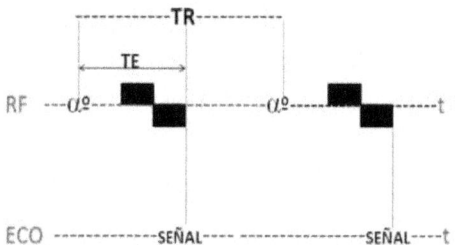

Secuencia Inversión-Recuperación: Va a comenzar con un pulso excitador inversor de 180º. Este pulso invierte la magnetización de todos los tejidos en sentido antiparalelo. Tras el pulso inversor se deja transcurrir un tiempo TI denominado Tiempo de Inversión y, a continuación, se envía un pulso lector de 90º. Tras este pulso, y transcurrido un tiempo TE, se recoge la señal en la antena. Este tipo de secuencias es de las más utilizadas, cuando queremos obtener imágenes potenciadas en T1.

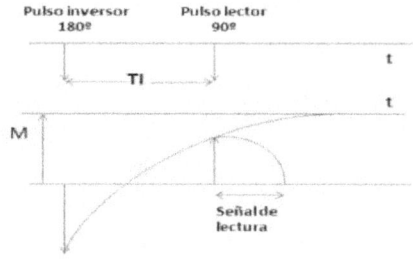

Secuencia Ponderada o Potenciada en Difusión (*DWI*): Secuencia que estudia el movimiento de traslación de las moléculas de agua en el espacio extracelular (movimientos brownianos) y permite detectar cuándo este movimiento está restringido. La secuencia ponderada en difusión está ampliamente extendida en la práctica clínica, fundamentalmente en los estudios cerebrales. Su utilidad está ampliamente demostrada en los tumores cerebrales de alto grado de malignidad, en los abscesos cerebrales, en el infarto cerebral agudo y en patologías desmielinizantes (Esclerosis Múltiple).

Secuencia Saturación-Recuperación: Se trata de la secuencia de pulsos más simple pues el módulo básico va a estar constituido por pulsos de 90° (tanto el pulso excitador como el pulso lector) separados un tiempo TR. Según que se trabaje con TR largos o cortos obtendremos potenciaciones en D o T1, respectivamente.

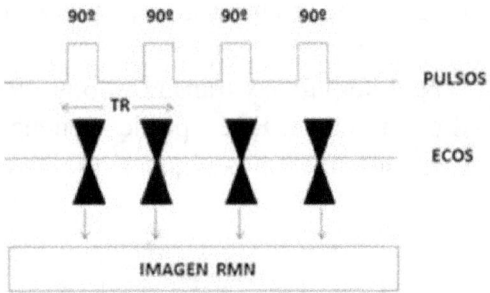

Secuencia Spin Eco (SE): Comienza con un pulso excitador de 90°, que inclina el vector de magnetización al plano transversal. Se dejan relajar los núcleos un tiempo TE/2, durante el cual los spines se desfasarán y a continuación se envía un pulso refasador de 180°. Cuando ha transcurrido exactamente un nuevo intervalo de tiempo TE/2, desde el pulso de 180°, se recoge la señal en la antena receptora.

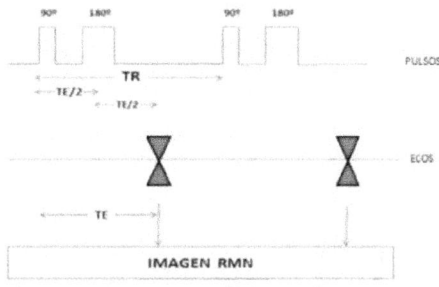

Secuencia *Water Excitation*: Secuencia en la que se consigue saturar la grasa y, por tanto, anular su señal excitando los protones del agua. Utiliza una combinación de 3 pulsos de radiofrecuencia (22,5°, 45° y 22,5°), hasta completar un pulso de 90°, separados por cortos periodos de tiempo.

Secuencias clásicas de imagen: Reciben este nombre las primeras secuencias con las que se comenzó a trabajar en IRM (SE, IR y GRE) y que, posteriormente, por evolución han dado lugar a multitud de secuencias rápidas de imagen. Hoy en día, la SE clásica sigue siendo, aún, una secuencia muy utilizada.

Secuencias de supresión de grasa: Secuencias en las que, aprovechando las diferencias entre las frecuencias de precesión de los protones de la grasa y el agua, se anula la señal de los tejidos que contienen grasa. Cuando se pretende caracterizar la composición de una lesión por IRM hay ocasiones en que resulta de gran utilidad anular la señal de los tejidos que contienen grasa. En estas secuencias la grasa aparecerá oscura (señal hipointensa).

Secuencias Doble Eco: Se trata de secuencias Spin Eco en las que se obtienen dos ecos con TE distintos dentro del mismo TR. Para ello, se aplican dos pulsos de 180° tras cada pulso excitador de 90°. Se obtienen dos ecos. El primero de ellos, obtenido con TE corto, estará potenciado en D. El segundo, que se obtendrá con TE largo, estará potenciado en T2.

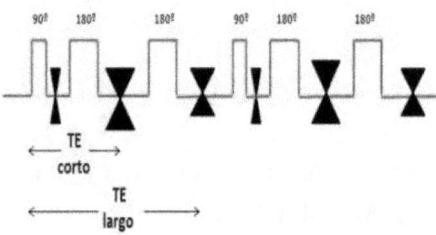

Secuencias Doble o Triple Inversión Recuperación (DIR o TIR): Secuencias que combinan una técnica rápida de llenado del Espacio-K con dos o tres pulsos inversores, de manera secuencial, para anular de manera selectiva la señal de dos o tres tejidos.

Secuencias en fase y fuera de fase (oposición de fase): Son secuencias Eco de Gradiente potenciadas en T1 en las que se van a utilizar distintos tiempos de eco para recoger la señal y generar la imagen. Son muy utilizadas en estudios abdominales.

Secuencias EPI: Secuencias que llenan el Espacio-K con ecos de gradiente (en uno o en varios TR), requieren preparación tisular y utilizan gradientes muy sofisticados, lo que les permite utilizar TR muy bajos. Si el Espacio-K se llena en un solo TR se denominan Secuencias *Single Shot*. Si se requieren varios TR para llenarlo reciben el nombre de Secuencias *Multi Shot*.

Secuencias Fast GRE: Derivan de la GRE clásica y, al igual que ésta, logran gran rapidez suprimiendo el pulso de 180º y disminuyendo considerablemente el TR. Podemos subdividir- las en Incoherentes y Coherentes.

Secuencias Fast GRE coherentes: No utilizan técnicas de desfase sino que a través de gradientes refasadores (*rewind gradients*) tratan de aprovechar la magnetización residual transversal. Se utilizan, fundamentalmente, para obtener imá- genes potenciadas en T2*.

Secuencias Fast GRE incoherentes: Utilizan las llamadas Técnicas de Spoiler, que consisten en utilizar unos gradientes desfasadores (*spoiler gradients*) para eliminar la componente transversal de la magnetización residual a la par que se apro- vecha la componente longitudinal para potenciar la imagen. La potenciación de la imagen es, básicamente, en T1.

Secuencias Fast IR/Turbo IR: Derivan de la secuencia IR clásica y se caracterizan porque llenan varias líneas del Espa- cio-K en cada TR y aprovechan las propiedades que éste pre- senta.

Secuencias Fast Spin Eco/Turbo Spin Eco: Son secuencias rápidas Spin Eco. Al obtener varios ecos dentro de un mismo TR llenan varias líneas del Espacio-K en cada TR y, además, aprovechan la simetría del mismo. Recogido el primer eco se deja transcurrir un nuevo tiempo TE/2 de desfase y se vuelve a enviar un nuevo pulso refasador de 180º. Transcurrido un tiempo TE/2 se recoge un segundo eco en la antena. Y así de forma sucesiva.

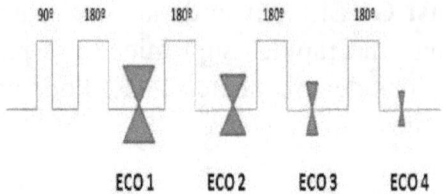

Secuencias Fat-Sat: Secuencias con saturación espectral de la grasa.

Secuencias Híbridas (GRASE): Reciben este nombre porque llenan el Espacio-K combinando ecos de spin con ecos de gradiente, obtenidos dentro de un mismo TR. Podemos distinguir entre las secuencias híbridas *Single Shot* y las secuencias híbridas *Multishot*.

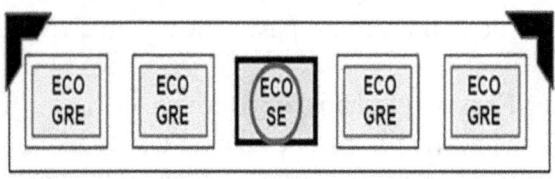

La disposición de los ecos de Radiofrecuencia en el centro permite potenciar la imagen en T2, en lugar de T2*, pero con un menor tiempo de adquisición que en secuencias Fast-SE.

Secuencias MP-GRE: Son secuencias Eco de Gradiente con preparación tisular.

Secuencias PC (Contraste de Fase): Ver Técnicas PC.

Secuencias rápidas de imagen: Secuencias desarrolladas a partir de las secuencias clásicas (SE, GRE, IR) con el objetivo de obtener tiempos de exploración y de adquisición de imágenes más rápidos.

Secuencias sangre blanca: Ver Técnicas de sangre blanca.

Secuencias sangre negra: Ver Técnicas de sangre negra.

Selección del plano tomográfico: Proceso de elección del plano de estudio con ayuda de los gradientes magnéticos.

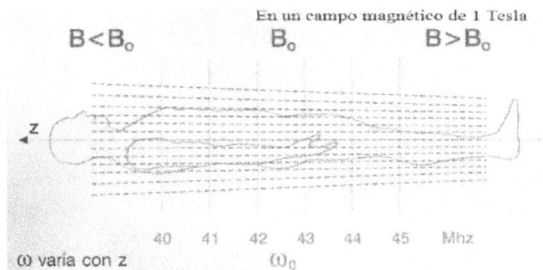

Señal: En Resonancia Magnética, voltaje inducido por los cambios magnéticos que se producen durante la relajación de los núcleos de H y que es recogido en la antena receptora.

Señal analógica: Señal que varía de forma continua a lo largo del tiempo. Puede tomar todos los valores posibles dentro de un intervalo. La mayoría de las señales que representan una magnitud física son analógicas.

SEÑAL ANALOGICA

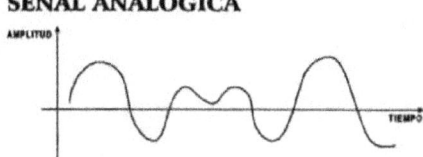

Señal binaria: Se caracteriza porque sólo puede adoptar uno de dos posibles estados o valores, el estado de señal "0" y el estado de señal "1".

Señal de lectura: Señal recogida en la antena receptora tras la emisión de un pulso lector.

Señal digital: Es aquella señal que varía de forma discreta o discontinua a lo largo del tiempo. Oscila entre un valor máximo y un valor mínimo. Se trata, simplemente, de una sucesión de impulsos eléctricos que pueden interpretarse, únicamente, como valores altos (1) o valores bajos (0). Sería una señal binaria.

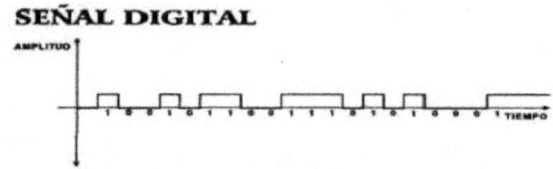

Señal eléctrica: Variación de la corriente eléctrica que se utiliza para transmitir información. Según que la información transmitida pueda tomar cualquier valor dentro de un intervalo o sólo dos valores posibles las señales eléctricas se clasifican en analógicas o digitales, respectivamente.

Shielding: Ver apantallamiento magnetico.

Shimming: Ver homogeneización del campo magnético.

Shot: En secuencias EPI, nombre equivalente a TR.

SI: Sistema Internacional de Unidades.

Simetría del Espacio-K: Peculiaridad del Espacio-K, en cuanto a la forma de ordenarse los datos. Si imaginemos el Espacio-K dividido en 4 cuadrantes, los datos situados en el cuadrante superior izquierdo están relacionados con los datos situados en el cuadrante inferior derecho y los del cuadrante superior derecho lo están con los situados en el cuadrante inferior izquierdo. Es decir, existe una simetría respecto al punto central del Espacio-K. La importancia de esta propiedad radica en el hecho de que los valores de un punto del Espacio-K pueden ser calculados a partir de los valores situados en el punto simétrico tomando como referencia el punto central del mismo.

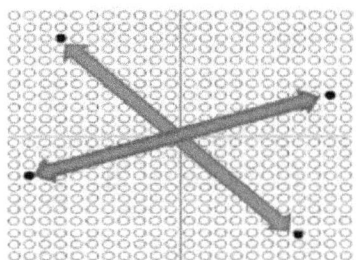

Sincronismo: Coherencia que muestran los núcleos de hidrógeno de determinados tejidos, en la forma de relajarse, mientras devuelven la energía absorbida tras ser excitados (por ejemplo, los núcleos de hidrógeno del agua).

Single-shot: En secuencias EPI, cuando el ETL obtenido permite rellenar todo el Espacio-K en un solo TR.

Sistema cartesiano tridimensional: Sistema de coordenadas donde la posición de un punto se mide a lo largo de 3 ejes (x, y, z) ortogonales.

Sistema Cegesimal de Unidades: Sistema de unidades basado en el centímetro, el gramo y el segundo. Llamado también CGS (acrónimo de estas tres unidades). Ha sido casi totalmente desplazado por el Sistema Internacional de Unidades aunque se sigue utilizando en determinados campos científicos y técnicos.

Sistema de antenas: Conjunto de antenas encargadas de transmitir los pulsos de radiofrecuencia y de recoger los ecos.

Sistema de gradientes: Conjunto de bobinas resistivas integradas en el anillo de gradientes y que son las responsables de inducir el campo magnético variable (gradientes magnéticos).

Sistema de radiofrecuencia: Sistema responsable de la generación, transmisión y recepción de los pulsos de radiofrecuencia. Incluye la unidad de señal de radiofrecuencia, el amplificador de potencia y el sistema de antenas.

Sistema de refrigeración del compresor de Helio: Es un sistema de entrada y salida de agua, de tal forma que el agua entra y enfría el sistema y, a continuación, sale del mismo tras haber aumentado unos grados su temperatura.

Sistema Internacional de Unidades: Sistema de Unidades, heredero del antiguo Sistema Métrico Decimal, que se usa en la inmensa mayoría de países del mundo.

Slew rate: Tiempo de instauración de los gradientes o rapidez con que se instauran. Cuanto mayor sea más rápida será una secuencia y, por tanto, menos se tardará en obtener la imagen.

Un valor SR de 60 T/s, podría considerarse ya bastante elevado.

Smart-Prep: Método automático para calcular el tiempo que tarda en llegar el bolo de contraste, desde el punto de la inyección, hasta la zona de interés.

Solenoide: Hilo conductor en forma de espiral que, al conseguir en su isocentro un campo magnético muy homogéneo, es el más utilizado en los equipos de Resonancia Magnética Nuclear.

Spin: Propiedad intrínseca de las partículas al igual que la carga o la masa. El valor del spin de un núcleo estará en función del número de protones y de neutrones que contenga. Los protones y neutrones dentro del núcleo tienden, por apareamiento, a la anulación del spin total ya que se trata de una situación muy favorable desde el punto de vista energético. El spin sólo adquiere ciertos valores discretos, enteros o fraccionarios. Las partículas elementales (electrones, protones y neutrones) tienen spin de valor ½. Pues bien, todas las partículas con spin no nulo tienen asociado un vector momento magnético.

Spines: En RMN se utiliza como sinónimo de núcleos de hidrógeno.

Spines desfasados: Núcleos de hidrógeno precesando a frecuencias ligeramente diferentes que hace que unos se adelanten o retrasen respecto a los otros.

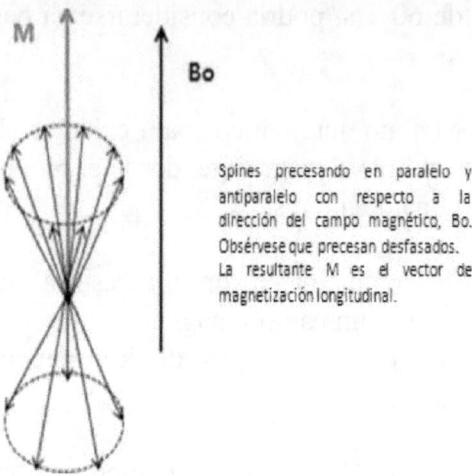

Spines en fase: Núcleos de hidrógeno precesando a la misma frecuencia.

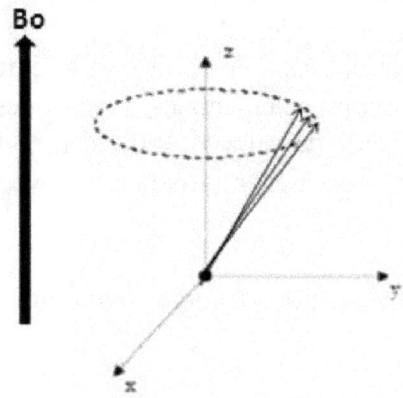

Spinning: Movimiento de giro de los núcleos de hidrógeno alrededor de su eje. A los núcleos de hidrógeno se les suele representar como pequeñas esferas girando sobre sí mismas alrededor de su eje.

SPIO (*Superparamagnetic Iron Oxide*): Partículas de óxido de hierro utilizadas como contraste en IRM.

Spoiler Gradients: Gradientes desfasadores utilizados para eliminar la componente transversal de la magnetización residual. Se emplean en secuencias Fast GRE incoherentes.

SR: Secuencia Saturación Recuperación.

Steady State (**Estado de equilibrio**): Magnetización residual, con una componente longitudinal y una componente transversal, que persiste tras varios TR muy cortos. Este hecho se aprovecha para lograr diferentes potenciaciones de imagen según se mantengan o no las magnetizaciones residuales.

STIR (*Short Time Inversion Recovery*): Secuencia IR en la que se anula la señal de la grasa al suprimir su relajación longitudinal. Utiliza un TI corto (entre 80 y 180 ms para un campo de 1,5 T). Al utilizar esta secuencia se ha de tener en cuenta que no sólo anula la señal de la grasa sino la de todos los tejidos que tengan un T1 similar a ella.

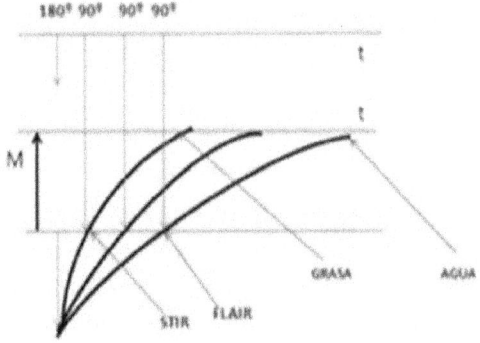

Superconductividad: Propiedad que presentan ciertas sustancias (algunos metales y materiales cerámicos) de no ofrecer resistencia al paso de la corriente eléctrica cuando son enfriadas a temperaturas próximas al cero absoluto (-273,15°C).

Superconductor: Material que transporta corriente eléctrica sin ninguna pérdida.

Susceptibilidad magnética: Propiedad de los cuerpos materiales que nos indica la tendencia a magnetizarse de cualquier sustancia cuando se la coloca en el interior de un campo magnético externo. De acuerdo con esta propiedad todas las sustancias pueden clasificarse en 3 grandes grupos: Diamagnéticas, Paramagnéticas y Ferromagnéticas o Superparamagnéticas.

Sustancia quelante: Macromolécula que va a envolver al agente de contraste reduciendo la toxicidad del ion metálico y actuando de transportador dirigiendo su biodistribución por el organismo.

Sustancias diamagnéticas: Son las que presentan una susceptibilidad magnética menor que 0. En su interior el campo magnético es menor que el campo magnético al que están sometidos. En general no se mueven al ser colocados en un campo magnético o tienden a desplazarse, mínimamente, hacia las regiones donde el campo magnético es menor. Como ejemplos podemos destacar la plata, el oro, el titanio, el platino, la silicona, el aluminio y el tungsteno o wolframio. Este grupo de materiales tiene mucha importancia pues, cada vez con mayor frecuencia, se utilizan técnicas intervencionistas en RMN que requieren el uso de materiales compatibles dentro del campo magnético.

Sustancias paramagnéticas: Sustancias con una susceptibilidad magnética mayor que 0. En su interior el campo magnético es mayor que el campo al que está sometido y tienden a desplazarse hacia las zonas donde el campo magnético es mayor. Podemos destacar algunos iones metálicos como el cobre, el manganeso y el gadolinio.

Sustancias superparamagnéticas o ferromagnéticas: Sustancias con una susceptibilidad magnética mucho mayor que 0. Son aquellas que son atraídas con fuerza por el campo magnético. Hierro, níquel y cobalto son las tres únicas sustancias que conforman esta categoría. Son "totalmente" incompatibles en RMN.

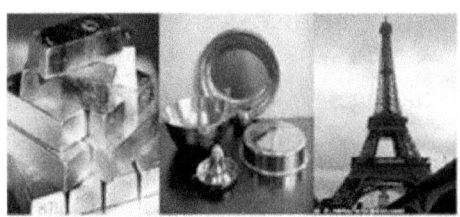

Diamagnético   Paramagnético   Ferromagnético

T

T1: Tiempo de relajación longitudinal.

T1 corto: Se refiere a un tejido que libera el exceso de energía de una manera rápida y que, por tanto, recupera rápidamente el valor inicial de la Magnetización Longitudinal (Mz). El tejido con el T1 más corto es la grasa (los lípidos tienen un T1 corto porque la energía liberada, por sus núcleos de H, es absorbida por la propia molécula).

T1 largo: Hace referencia a un tejido que libera la energía de manera lenta por lo que tarda un tiempo mayor en recuperar el valor inicial de la Magnetización Longitudinal (Mz). El agua libre tiene el T1 más largo (debido a su gran movilidad los núcleos de hidrógeno tienen dificultades para "encontrar" quien absorba su energía). El agua ligada (la que forma parte de las capas de hidratación de las moléculas) tiene más facilidad para liberar la energía que el agua libre por lo que presenta un T1 largo, pero algo menor que el del agua libre.

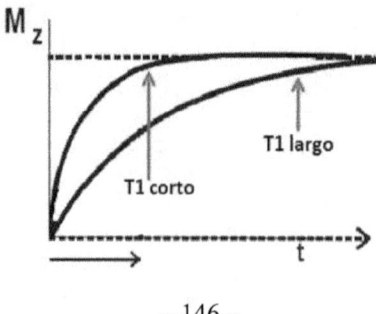

T2: Tiempo de relajación transversal.

T2 corto: Propio de aquellos tejidos que tienen una gran incoherencia o asincronismo durante la relajación nuclear, lo cual significa que van a perder rápidamente la Magnetización Transversal. El aire y el hueso, por ejemplo, presentan T2 cortos.

T2 largo: Propio de tejidos con una gran coherencia o sincronismo durante la relajación nuclear. La pérdida de la Magnetización Transversal se producirá con más lentitud. El T2 más largo lo presenta el agua libre. El T2 del agua ligada es más corto que el del agua libre.

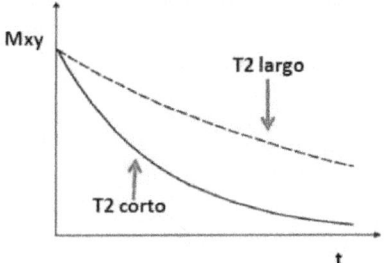

T2*: Tiempo de relajación transversal estrella.

TA: Tiempo de adquisición.

Tamaño del píxel: Tamaño del FOV/Tamaño de la Matriz. Supongamos que trabajamos con una matriz de 256 x 256 y un FOV de 12 cm x 16 cm. El tamaño del píxel sería 0,046875 x 0,062500; es decir, se trataría de un píxel rectangular.

TE: Tiempo de eco.

TE/2: En secuencias SE, tiempo que transcurre entre la emisión del pulso excitador de 90° y el pulso refasador de 180° y entre éste y la recogida del eco en la antena.

TE corto: En secuencias Spin Eco, cuando el tiempo que transcurre entre la emisión del pulso lector y la recogida de la señal en la antena se encuentra en el rango de los 10-25 milisegundos. Las secuencias GRE y las secuencias rápidas de imagen utilizan TE más cortos.

TE eff: Tiempo de eco efectivo.

TE largo: En secuencias Spin Eco, cuando el tiempo entre el pulso lector y la recogida de la señal es mayor de 80 milisegundos. Las secuencias GRE y las secuencias rápidas utilizan valores más bajos que las Spin Eco.

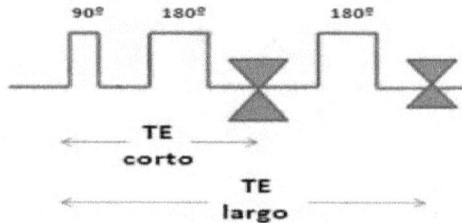

Técnica multiplanar: Técnica de imagen en la que se pueden obtener imágenes en distintos planos. En RMN se pueden obtener cortes tomográficos en los planos axial, sagital, coronal y en cualquier plano oblicuo.

Técnica no invasiva: El término hace referencia a que la RMN va a permitir estudiar (por ejemplo) la médula espinal, la patología articular y la patología hepato-biliar sin utilizar agentes de contraste por vía intravenosa. Resulta, por ello, una técnica sustitutoria de la mielografía, la colangiografía y la artrografía.

Técnicas de Adquisición en Paralelo: Técnicas que utilizan varias antenas para captar la señal de relajación. La señal recogida en las antenas sirve para llenar varias líneas del Espacio-K. Estas técnicas sustituyen el llenado de líneas mediante codificaciones de fase, que suponen tiempo, por valores matemáticos calculados a partir de la señal obtenida en las diversas antenas. En la práctica, equivale a llenar varias líneas del Espacio-K en cada codificación de fase.

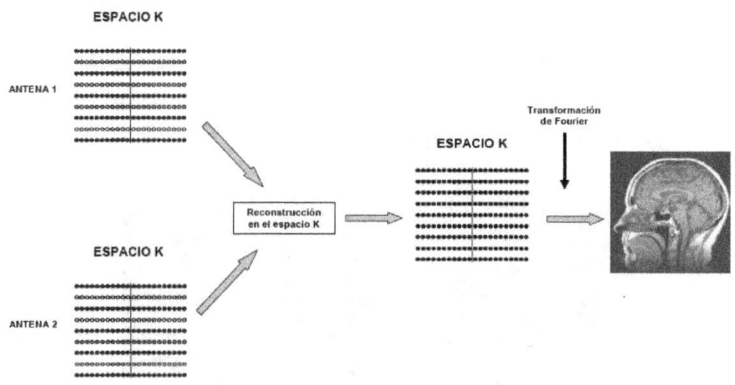

Técnicas de difusión: Ver secuencia ponderada o potenciada en difusión.

Técnicas de Perfusión: En IRM van a permitir obtener información sobre el volumen y flujo de sangre en un territorio, la permeabilidad de las membranas capilares y las alteraciones de la barrera hematoencefálica. La Perfusión-RM contempla aspectos únicamente hemodinámicos y como, además, las aplicaciones más importantes se utilizan para evaluar patologías cerebrales se suele hablar de Perfusión Cerebral. Hay técnicas que requieren la administración de un medio de contraste de forma simultánea a su obtención y técnicas no invasivas cuyo fundamento estriba en estudiar los cambios magnéticos que ocurren en la hemoglobina.

Técnicas de Reordenamiento del Espacio-K: Técnicas que permiten modificar a voluntad los datos del Espacio-K. Por ejemplo, podemos obtener los datos y colocar las señales más artefactadas en las líneas periféricas para que, de esta manera, no afecten al contraste final de la imagen.

Técnicas de sangre blanca: Se las denomina así porque los spines móviles producen un aumento de señal que hace que, en la imagen, la sangre aparezca blanca.

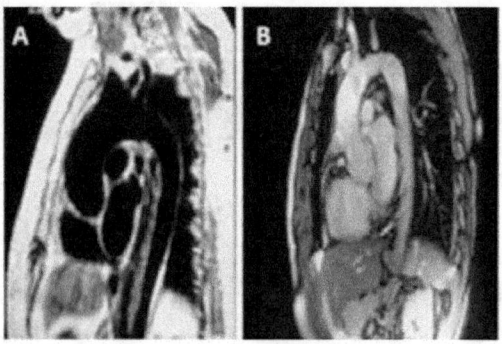

A.- Corte sagital en sangre negra de la aorta
B.- Corte sagital en sangre blanca de la aorta

Técnicas de sangre negra: Reciben ese nombre porque los spines de la sangre en movimiento producen un vacío de señal que hace que la sangre se vea negra.

Técnicas de *Spoiler*: Consisten en utilizar Gradientes Desfasadores (*Spoiler Gradients*) para eliminar la componente transversal de la magnetización residual a la par que se aprovecha la componente longitudinal para potenciar la imagen. La potenciación de la imagen es, básicamente, en T1. Como ejemplo, citaremos la secuencia SPGR (*Spoiled Grass*) de General Electric.

Técnicas Intervencionistas por RM: Abarcan tanto el diagnóstico como la terapia. Entre las primeras podemos destacar la obtención de citologías, la colocación estereotáxica de electrodos y las biopsias estereotáxicas. Las aplicaciones terapéuticas más importantes son los ultrasonidos, la monitorización de drenajes, la cirugía con radiofrecuencia, la quimioterapia, la terapia con rayos láser y la crioterapia.

Técnicas PC (*phase contrast*): Técnicas de sangre blanca en las que el realce de los núcleos móviles es debido al desfase producido cuando se desplazan bajo el efecto de gradientes magnéticos. Pueden realizarse adquisiciones 2D-PC y 3D-PC.

Técnicas TOF (*time of fly*): Técnicas de sangre blanca en las que el aumento de señal de los protones móviles es debido a la absorción selectiva de los pulsos de RF. Pueden ser secuencias 2D TOF y 3D TOF.

Teorema de *Nyquist-Shannon*: "Para que una onda compleja sea interpretada de manera correcta tiene que ser muestreada, por lo menos, dos veces por cada ciclo de la de mayor frecuencia contenida en ella". Cuando esto ocurre las frecuencias son reconstruidas correctamente y colocadas en el espacio, de forma correcta, durante la reconstrucción de la imagen. Pero cuando el número de muestras es inferior al doble de la frecuencia máxima, las ondas de mayor frecuencia son interpretadas de forma errónea y la posición que se les asigna en el espacio resulta, también, errónea. Esto es lo que se produce cuando una parte del objeto estudiado queda por fuera del FOV seleccionado. El resultado será la superposición de aquella parte del objeto, que queda fuera del FOV, en el lado opuesto de la imagen.

Tesla: Unidad de inducción magnética en el sistema internacional (SI). Se utiliza cuando hacemos referencia a campos magnéticos de cierta entidad. Recibe el nombre en honor al físico croata *Nikola Tesla*.

Tetrametilsilano: En Espectroscopia del H, radical que se toma de referencia y a partir del cual se tabula la posición de los demás. No se encuentra en los seres vivos y se le asigna el valor de 0 ppm. Los dos radicales que se toman como referencia en estudios in vivo son el grupo metilo de la creatina y fosfocreatina que aparece a 3,02 ppm y el del grupo N-acetilaspartato que aparece a 2,02 ppm.

Thickness: Espesor o grosor de corte.

TI: Tiempo de inversión.

TI corto: Tiempo de inversión entre 80 y 180 ms, aproximadamente, para un campo de 1,5 T.

TI largo: Tiempo de inversión entre 1600 y 2800 ms, aproximadamente, para un campo de 1,5 T.

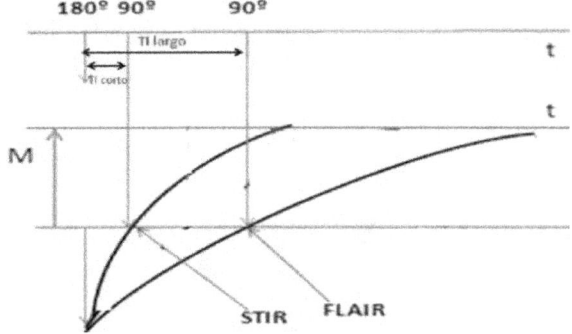

Tiempo de Adquisición: Tiempo necesario para obtener la imagen o tiempo de duración de la secuencia. En una secuencia clásica se calcula de la siguiente forma: TA = TR x Dim-Fase x Nex

En una secuencia rápida habremos de tener en cuenta la longitud de la cadena de ecos (ETL): TA = TR x (Dim-Fase/ETL) x Nex

Tiempo de ascenso: Ver *rise time*.

Tiempo de caída: Ver *fall time*.

Tiempo de eco: Tiempo que transcurre entre la emisión del pulso de radiofrecuencia y la recogida de la señal en la antena receptora.

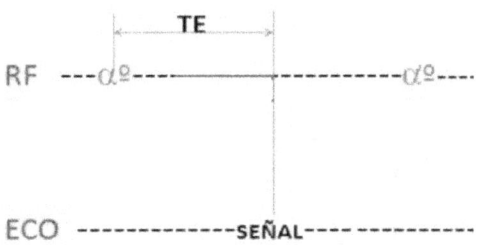

Tiempo de Eco efectivo: En secuencias fast o turbo, TE que corresponde al intermedio de los ecos centrales. Junto al TR determina la potenciación de la imagen.

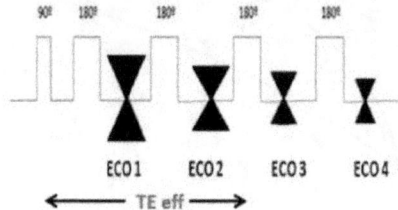

Tiempo de lectura de la señal: Durante la CAD, duración de la lectura de la señal. Viene dado por el cociente Dimfrecuencia/BW. Eso quiere decir que, cuando disminuimos la BW aumentamos el tiempo de lectura de la señal y, viceversa, al aumentar la BW el tiempo de lectura disminuye, aunque aumenta el ruido.

Tiempo de instauración de los gradientes: Ver *slew rate*.

Tiempo de Inversión: En secuencias IR tiempo que transcurre entre el pulso inversor (180º) y el pulso lector (90º). Todos los tejidos tendrán un TI propio en el que se anule su señal.

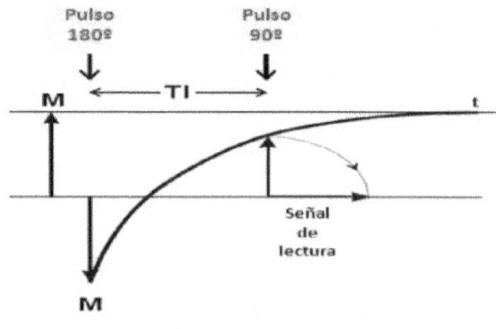

Tiempo de preparación: En secuencias MP-GRE, tiempo que transcurre entre los pulsos de radiofrecuencia "preparatorios" y el pulso inicial α° de la secuencia Eco de Gradiente.

Tiempo de relajación longitudinal (T1): Tiempo que tarda la magnetización longitudinal en recuperar un 63% de su valor inicial. Aporta información de la rapidez con que se recupera el valor inicial de la magnetización o lo que es lo mismo sobre la mayor o menor velocidad con la que los núcleos de H devuelven al medio el exceso energético que han absorbido. Se expresa en milisegundos.

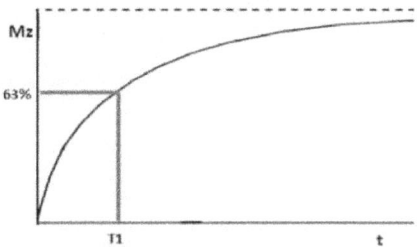

Tiempo de relajación transversal (T2): Tiempo que tiene que transcurrir para que la magnetización en el plano transversal pierda un 63% de su valor. Depende del entorno bioquímico en el que se encuentren los núcleos de H; es decir, de las denominadas interacciones spin-spin. Es un indicador de la forma en que los núcleos liberan la energía y aporta información relacionada con la estructura bioquímica del medio. Al definir el T2 no se consideran las inhomogeneidades del campo magnético externo ni las variaciones magnéticas que, a nivel local, actúan de manera fija sobre los núcleos de H. Únicamente se consideran las variaciones magnéticas que, a nivel local, actúan de manera aleatoria sobre los núcleos. Se expresa en milisegundos.

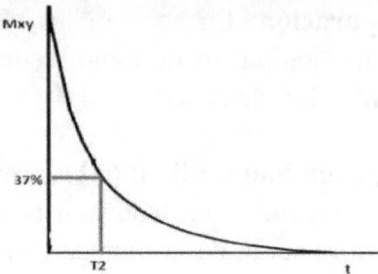

Tiempo de relajación transversal estrella (T2*): Tiene en cuenta tanto las inhomogeneidades o heterogeneidades del campo magnético externo como las variaciones magnéticas, fijas y aleatorias, que actúan a nivel local sobre los núcleos de H. Se expresa en milisegundos. Para un mismo tejido el T2* es siempre menor que el T2.

Tiempo de repetición: Tiempo que transcurre entre la emisión de 2 pulsos de radiofrecuencia del mismo valor (el primero suele ser un pulso excitador y el segundo un pulso lector).

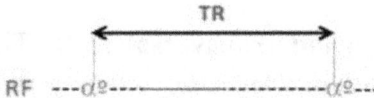

Tiempo de vuelo: Tiempo que va a permanecer la sangre en el interior del plano de corte. Expresándolo de otra manera, podríamos decir que es el tiempo que tarda la sangre en atravesar el corte.

Tiempos de entrada y salida de los gradientes: Sinónimos de tiempo de ascenso o "*rise time*" y tiempo de caída o "*fall time*".

TIR: Secuencia Triple Inversión Recuperación.

TOF (*Time of Flight*): Tiempo de vuelo.

Tomografía: Modalidad diagnóstica en la que se obtienen imágenes seccionales.

Tomógrafo por Resonancia Magnética: Equipo de RMN con el que se obtienen imágenes seccionales del cuerpo en distintos planos anatómicos. Recibe denominaciones diversas (resonador, magneto, máquina de resonancia, imán).

Tomograma: Imagen producida en una Tomografía.

TP: Tiempo de preparación.

TR: Tiempo de repetición.

TR corto: Decimos que un tiempo de repetición es corto cuando el tiempo que transcurre entre el pulso excitador y el pulso lector no permite al tejido excitado recuperar el valor inicial de su magnetización longitudinal. En secuencias Spin Eco un TR se considera corto por debajo de los 400 milisegundos. Las secuencias GRE y las secuencias rápidas emplean TR más cortos.

TR largo: Cuando el tiempo que transcurre entre el pulso excitador y el pulso lector permite que el tejido recupere el valor inicial de su magnetización longitudinal. En secuencias Spin Eco un TR se considera largo a partir de 2.500/3.000 milisegundos. Las secuencias GRE y las secuencias rápidas emplean TR más cortos.

Tracker: Pequeño detector que se utiliza en equipos con tecnología Smart-Prep para avisar de la llegada del bolo de contraste. Permite sincronizar la embolada de contraste con el lanzamiento de la secuencia de estudio.

Transferencia de la Magnetización (*MT*): Cesión de energía desde los protones del agua ligada hasta los protones del agua libre. De manera más amplia, cesión de energía desde los núcleos de hidrógeno de un tejido hasta los de otro.

Transformación de Fourier: Proceso matemático que va a permitir obtener una imagen a partir de las señales almacenadas en el Espacio-K.

Tren de ecos: ETL. Longitud de la cadena de ecos. En secuencias rápidas, número de ecos obtenidos en una codificación de fase y que llenan un número equivalente de líneas del Espacio-K.

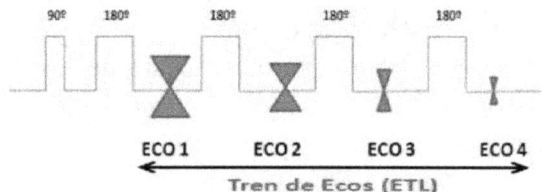

Tuning: Sintonización de las antenas emisora y receptora.

U

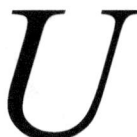

Unidad: Patrón, definido y adoptado por convención o por ley, para poder medir una magnitud física.

Unidad de señal de RF: Componente del Sistema de Radiofrecuencia, de un equipo de RMN, encargado de generar los pulsos de RF y de procesar el eco recogido en la antena receptora.

Up: Estado paralelo de los núcleos de hidrógeno cuando se encuentran sometidos a un potente campo magnético.

USPIO (*Ultrasmall Superparamagnetic Iron Oxide*): Partículas ultra pequeñas de óxido de hierro (diámetro promedio inferior a los 50 nanómetros) utilizadas como contraste en IRM.

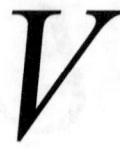

Valle: Punto más bajo de una onda.

Valor del gradiente: Intensidad del gradiente. Se mide en militeslas/metro (mT/m) o en gauss/centímetro (G/cm).

Vector: Ver magnitud vectorial.

Vector de magnetización: Resultante total de los momentos magnéticos de los núcleos en paralelo (*up*) y antiparalelo (down). Los núcleos en paralelo tendrán una resultante que será la suma de sus momentos magnéticos. Los núcleos antiparalelo tendrán su propia resultante pero será de un valor menor, al existir menos núcleos de hidrógeno en este estado. La resultante total será la diferencia entre el valor de una y otra. Al vector de magnetización se le representa alineado con la dirección del campo magnético principal (a lo largo del eje longitudinal o eje Z de un sistema cartesiano de representación).

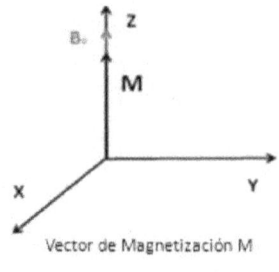

Vector de Magnetización M

Velocidad de una onda: Distancia que recorre la onda por unidad de tiempo. Se representa por la letra c y varía de unas ondas a otras. La luz y otras ondas electromagnéticas lo hacen a una velocidad próxima a los 300.000 km/seg. Para las ondas de sonido es aproximadamente 343 metros/segundo.

Ventana: En una imagen digital, parte de la escala de grises que nos interesa destacar para que pueda ser diferenciada por el ojo humano.

Vóxel: Elemento de volumen. Representa un volumen de tejido del paciente. Sería el equivalente del píxel en un objeto 2D.

Vóxels estacionarios o fijos: Aquellos en cuyo interior no existe un movimiento neto resultante. Son vóxels estacionarios los vóxels de las paredes de los vasos.

Vóxels móviles: Aquellos en los que en su interior si existe un movimiento resultante neto. Los vóxels del interior de los vasos son vóxels móviles.

VSOP (*Very Small Superparamagnetic Iron Oxide Particles*): Generación de nuevos USPIOS ensayados como agentes de contraste en Angio-RM pero que se unen con monómeros en lugar de polímeros.

W, Z

Work list: Ver lista de trabajo.

Z: Número atómico.

Zona I: En una instalación de RMN es la zona que no requiere control (haciendo una comparación con las áreas donde están situadas las salas de radiología podríamos clasificarla como de libre acceso). Por ella, podría circular cualquier persona e incluiría, por ejemplo, salas de informe, salas de espera o aseos.

Zona II: En una instalación de RMN sería una zona intermedia entre la de libre acceso y aquellas otras que requieren un control estricto (Zonas III y IV). Por ella se podría mover el paciente siempre bajo el control del personal de RMN. Podríamos incluir en ella, las salas de preparación y las cabinas donde se desvisten los pacientes.

Zona III: En una instalación de RMN se trata de una zona controlada y de acceso restringido. Existe riesgo de interacción del imán con las personas y debe estar prohibido el acceso al público incluyendo al personal administrativo y al personal sanitario que no pertenezca a la Unidad. Su control debe ejercerlo el personal de RMN. Está separada de la zona IV por la línea de 5 Gauss.

Zona IV: En una instalación de RMN es la sala de exploración, en la que está situado el imán. Es una zona controlada y de acceso restringido al personal que va a realizar el estudio (Técnico) o va a participar en él (Celador, DUE, Radiólogo, Anestesista). Debe de estar señalada como potencialmente peligrosa y debe existir una luz permanentemente encendida como indicador de que el imán está funcionando (conviene recordar que en los imanes superconductivos el campo magnético siempre está presente aunque no se esté realizando una exploración).

BIBLIOGRAFÍA

AGRADECIMIENTOS
Siempre que tengo oportunidad aprovecho para mostrar mi agradecimiento al profesor **Jaume Gili** pues fue, hace ya algunos años, en uno de sus cursos donde se fraguó el interés que siento por esta modalidad diagnóstica. Mis rudimentarios conocimientos, de esta materia, se los debo en gran medida a él y en parte a **los alumnos** que, a lo largo de los últimos diez años, han contribuido a que no se perdieran.

El mismo agradecimiento para mis compañeros, **Técnicos y Radiólogos**, de la Unidad Clínica de Diagnóstico por Imagen del Hospital Universitario de Guadalajara con los que he aprendido, no sin dificultad, gran parte de los contenidos que en estas páginas aparecen.

Detesto los tópicos y espero no caer en uno al afirmar que si, de verdad, hay alguien que merece todo mi agradecimiento son **Elena**, mi mujer, y **Miguel**, mi hijo. Muchas veces me he preguntado si plasmar esto por escrito tenía algún sentido, más allá de darse el "gustazo" de hacerlo. La respuesta positiva, siempre, ha venido de sus labios. Gracias.

AUTORES
ALMANDOZ, T.: Guía práctica para profesionales de Resonancia Magnética. Bilbao: Osatek S.A. 2003.

ARIAS, MARÍA SELMA; IZQUIERDO, MARÍA LUISA: Espectroscopía de Resonancia Magnética Nuclear.

BUSHONG, S. C.: Magnetic Resonance Imaging. Ed. Mosby. 1996.

BUXTON, R. B., FRANK L.R. Y PRASAD P.V.: Principles of diffusion and Perfusion MRI.

FERNÁNDEZ LLATAS, CARLOS: Resonancia Magnética Nuclear. INP.

GARCÍA SEGURA, J.M.: Espectroscopía in vivo por resonancia magnética nuclear. Eudema, S.A. Madrid, 1991.

GIL BELLO, DAMIÁN: Semiología básica de la resonancia magnética. UDIAT. Parc Taulí.

GILI PLANAS, JAUME: Biofísica de la resonancia magnética aplicada a la clínica. V (05-1).

GILI PLANAS, JAUME: Introducción biofísica a la resonancia magnética en neuroimagen. V (03-2).

HOLGADO CARRANZA, TERESA: Medios de contraste en RM. Presentación breve. Hospital Universitario Virgen Macarena.

KELLER, PAUL J. y D. PH.: Basic principles of MR imaging. G.E.

MARTÍN MARTÍNEZ, JULIO: Medios de contraste de distribución intracelular y mixta en RM abdominal. Unidad de Diagnóstico por la Imagen de Alta Tecnología (UDIAT). Corporación Sanitaria del Parc-Taulí.

PEBET, NICOLÁS: Resonancia Nuclear Magnética. Monografía.

RINCK, P.: Resonancia Magnética en Medicina. El Texto Básico del Foro Europeo en Resonancia Magnética. 9ª edición; 2016. Versión digital 9, publicada el 1 de Marzo de 2016.

SAVALL CLIMENT, DAVID; MORATAL PÉREZ, DAVID; CHAUSTRE MENDOZA, LUIS FABIÁN; MARTÍ-BONMATÍ, LUIS; RIETA, JOSÉ JOAQUÍN; VAYÁ, CARLOS: Herramienta didáctica para el estudio de los principios físicos de la imagen por resonancia magnética: El comportamiento del espín. Departamento de Ingeniería Electrónica (Universidad Politécnica de Valencia). Departamento de Radiología (Clínica Quirón de Valencia).

SHELLOCK F.G.: Reference manual for Magnetic Resonance Safety. Ed. Amirsys Inc. 2003.

SHELLOCK F.G. y KANAL E.: Magnetic Resonance: Bioeffects, Safety and Patient

REVISTAS Y MONOGRAFÍAS

ANALES DEL SISTEMA SANITARIO DE NAVARRA V 30, nº 3: Principios básicos de resonancia magnética cardiovascular (RMC).-Secuencias, planos de adquisición y protocolo de estudio. Pamplona 2007.

MONOCARDIO: Resonancia magnética y corazón. Sociedad Castellana de Cardiología. 2ª época: Vol. III. Número 1. 2001.

MONOGRAFÍA SERAM: Aprendiendo los fundamentos de la resonancia magnética. Coordinadores: Oleaga Zufiría, Laura y Lafuente Martínez, Javier. Editorial Médica Panamericana. 2006.

UNIDAD DE RESONANCIA MAGNÉTICA DEL HOSPITAL JUAN CANALEJO: Resonancia Magnética con fines médicos.

SOCIEDADES

American College of Radiology (ACR)

International Commission on Non-Ionizing Radiation Protection (ICNIRP)

International Commission on Radiation Units & Measurements (ICRU)

Radiological Society of North America (RSNA)

Sociedad Española de Radiología Médica (SERAM)

U.S. Food and Drug Administration (FDA)

PÁGINAS WEB

www.wikipedia.org

www.covidiem.com

www.ge.com

www.guebet.com

www.monografías.com

www.MRIsafety.com

www.philips.com

www.radiologyinfo.org

www.radiology.upmc.edu

www.rocities.com

www.scielo.org

www.siemens.com

www.slideshare.net

www.toshiba.com

www.ingramcontent.com/pod-product-compliance
Lightning Source LLC
Chambersburg PA
CBHW051508170526
45166CB00001B/435